CONSIDÉRATIONS

MÉDICO - CHIRURGICALES

SUR LA

TUMEUR BLANCHE

EXAMEN PATHOLOGIQUE, CLINIQUE ET CRITIQUE

DE LA TUMEUR BLANCHE

ENVISAGÉE PARTICULIÈREMENT AU POINT DE VUE DE LA PATHOLOGIE
ET DE LA THÉRAPEUTIQUE MÉDICALES,

PAR

LE Dr SCHEVING,

Docteur en Médecine de la Faculté de Paris ;
Médecin aide-major de première classe au 38e régiment de ligne ;
ex-médecin en chef des hôpitaux de Phalsbourg et de
Montmédy ; membre des Sociétés de Médecine
de Nancy, de Lyon, etc.

Ceci est paradoxe aujourd'hui et demain
sera lieu commun.

(SHAKSPEARE, Hamlet.)

LORIENT,

IMPRIMERIE TYPOGRAPHIQUE DE CL. DAGUINEAU,

110, RUE DU PORT, 110

—

1858

CONSIDÉRATIONS MÉDICO-CHIRURGICALES

SUR LA

TUMEUR BLANCHE

CONSIDÉRATIONS

MÉDICO - CHIRURGICALES

SUR LA

TUMEUR BLANCHE

EXAMEN PATHOLOGIQUE, CLINIQUE ET CRITIQUE

DE LA TUMEUR BLANCHE

ENVISAGÉE PARTICULIÈREMENT AU POINT DE VUE DE LA PATHOLOGIE

ET DE LA THÉRAPEUTIQUE MÉDICALES,

PAR

LE Dr SCHEVING,

**Docteur en Médecine de la Faculté de Paris ;
Médecin aide-major de première classe au 38e régiment de ligne ;
ex-médecin en chef des hôpitaux de Phalsbourg et de
Montmédy ; membre des Sociétés de Médecine
de Nancy, de Lyon, etc.**

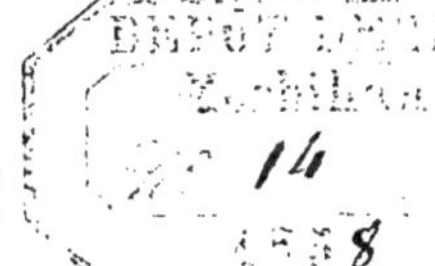

Ceci est paradoxe aujourd'hui et demain
sera lieu commun.

(SHAKSPEARE, Hamlet.)

LORIENT,

IMPRIMERIE TYPOGRAPHIQUE DE CL. DAGUINEAU,

110, RUE DU PORT, 110

1858

TABLE ANALYTIQUE DES MATIÈRES.

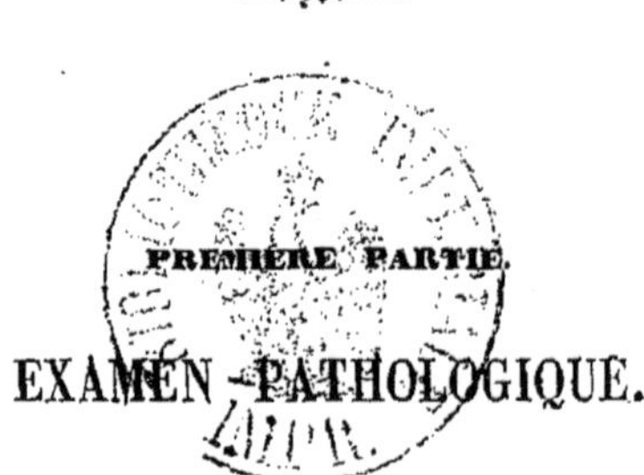

PREMIÈRE PARTIE.

EXAMEN PATHOLOGIQUE.

Généralement mal déterminée, elle réside plutôt dans les conditions générales du malade que dans les conditions locales de la maladie. — La Tumeur Blanche plus rationnellement placée dans le cadre de la pathologie médicale que dans celui de la pathologie chirurgicale.

Il diffère suivant que la maladie dépend ou non de conditions de diathèse. — Gravité de la lésion en rapport avec l'importance de l'articulation malade et la nature particulière de la cachexie. — Loi générale du pronostic, sa formule.

Conditions de curabilité de la Tumeur Blanche.— Valeur de la guérison. — Plan général de traitement. — *Médication locale :* Cas où elle est indiquée. — Anti-phlogistiques, narcotiques, résolutifs, revulsifs, cautérisation, moxas. — Hydrothérapie. — Electricité. — *Médication générale :* Narcotiques, stimulants ; altérants : mercuriaux, iode et dérivés, phosphate de chaux, brôme, baryte, toniques.— Hydrothérapie et électricité, comme moyens de traitement général. — *Médication mixte :* Elle est le plus généralement indiquée ; ses avantages particuliers. — Abcès ; doivent-ils s'ouvrir spontanément, ou faut-il les ouvrir artificiellement ? Médecine opératoire ; amputation ; son temps d'élection.

SECONDE PARTIE.

EXAMEN CLINIQUE.

Moyens d'éviter les erreurs dans l'appréciation des faits pathologiques. — Règles de l'analyse clinique. — Conditions de l'observation médicale. — Raisons particulières qui ont décidé du choix des observations qui vont suivre.

Deux cas de Tumeur Blanche de l'articulation radio-

CONSIDÉRATIONS

PRÉLIMINAIRES

Motifs de la publication de ce travail. — La littérature médico-chirurgicale manque de documents monographiques sur la Tumeur Blanche. — La Tumeur Blanche trop chirurgicalement envisagée. — Le côté médical de la question, entièrement négligé, est de première importance. — Quelques considérations sur les variations que doit subir la Thérapeutique générale et particulière, sous l'influence de conditions d'actualité et de milieu. — Lettre de félicitations du Conseil de Santé.

Cédant à d'instantes sollicitations, nous avons cru devoir livrer à la publicité ce travail, dans le but plutôt de signaler que de remplir une importante lacune existant dans la littérature médico-chirurgicale.

L'absence de documents monográphiques sur la sérieuse question de la Tumeur Blanche, ainsi que

2

l'habitude trop généralisée de ne voir dans cette maladie qu'une lésion purement chirurgicale , nous ont suggéré l'idée d'une entreprise dans laquelle nous a , pour ainsi dire , irrésistiblement poussé la rencontre simultanée d'un certain nombre de lésions articulaires de nature diverse.

Frappé , en effet , de la part minime faite par la plupart des praticiens aux conditions idiosyncrasiques des malades atteints de Tumeur Blanche , et ayant encore présent le souvenir de pénibles oppositions rencontrées quand , à des affections externes en apparence seulement , nous nous efforcions de faire appliquer une médication interne , il nous est resté à cœur, tant de chercher à nous rendre sérieusement raison des faits, qu'à justifier de spontanées, d'instinctives tendances.

A la vue des variations et des dissidences sans fin dont le monde médical offre incessamment l'exemple, chacun , se préoccupant à juste titre , n'est-il pas en droit de se demander quelles sont les causes, quelles seront les conséquences surtout d'un aussi défectueux état de choses ?

La Tumeur Blanche éprouvant le sort commun de toutes les grandes questions pathologiques, n'a pas été sans partager aussi les praticiens en plusieurs camps.

Envisagée le plus souvent dans ses fractions isolées au lieu de l'être dans sa totalité, cette affection a suscité de nombreuses divergences, qui, individuellement érigées en solution définitive, ont dû subir tour à tour de justes revirements.

En rapprochant des faits épars, en coordonnant des matériaux jusqu'à un certain point disparates, ne serait-il pas possible, à côté de solutions toujours contradictoires, de réaliser des données d'une valeur telle que, pratiquement sanctionnées par le résultat, elles puissent enfin être érigées en doctrine définitive?

Mais une tentative de cette nature ne serait-elle pas une indiscrète et téméraire démarche, à une époque où tout ce qui n'est pas fait matériellement ou anatomiquement appréciable est plus ou moins lointainement relégué dans le monde des chimères?

Totalement transformé par le reproche de Descartes disant à son siècle : « L'habitude de croire équivaut presque toujours pour nous à la démonstration » , l'esprit moderne préfère rester enchaîné à l'extrême opposé , à l'habitude du doute , et ne plus rien croire sans démonstration.

Cependant, laisser sacrifier au scalpel, qui ne veut voir que ce qu'il dissèque, la pensée , l'induction, serait une coupable complaisance.

Il est des tendances , des empiétements contre lesquels il est d'obligation de réagir énergiquement, car l'extrême mobilité de l'observation qui semble souvent montrer le fait en opposition avec lui-même, conduirait fatalement l'esprit sur la pente du doute, pour le plonger ensuite dans l'abîme d'un irrévocable scepticisme ; tandis que librement engagée dans la direction de ses forces spontanées, la pensée s'élève souvent d'elle-même , par une sorte d'intuition primitive, jusqu'à la hauteur des lois qui régissent le fait.

Il peut arriver toutefois que, trop isolément livré à ses propres efforts, l'esprit, aussi bien que les sens, s'égare dans de trompeurs sentiers : aussi par leur union intime, la pensée et l'œil se doivent-ils un mutuel appui, afin de laisser un ce qui est indivisible et d'harmoniser des notions venues de directions différentes.

C'est dans le sens de cette double préoccupation qu'il convient d'envisager la question actuelle, tant dans ses conditions doctrinales que dans ses applications pratiques et cliniques : la suite démontrera que c'est dans cette voie logique que nous nous sommes résolùment engagé.

Quelque temps après le premier envoi du manuscrit de ce travail au Conseil de Santé *, paraissait, sur la question de la Tumeur Blanche, un mémoire digne de toute attention, mémoire pour lequel M. Richet, son auteur, a préféré, à une plus large publicité, l'oisive destination des *Mémoires de l'Académie de Médecine*.

Nous avons constaté avec satisfaction que M. Richet, s'élevant franchement au-dessus des considérations purement anatomiques de la question, reconnaît aussi que « les inflammations chroniques

* Cet envoi a été fait en été 1852.

de la synoviale et des os empruntent, au tempérament de l'individu, à sa constitution, aux causes qui ont présidé à leur développement, des modifications de la plus haute importance, qui leur impriment ce cachet spécial qui les a fait considérer longtemps comme des maladies à part. »

Or, ce langage ne vient-il pas donner à notre pensée le plus formel témoignage d'actualité ?

Nous regrettons toutefois que le public médical ait, jusqu'à un certain point, perdu le bénéfice du travail de M. Richet, et que les intérêts de la Tumeur Blanche n'aient pas été, par conséquent, plus intégralement servis par une autorité aussi compétente, tant à cause de la publicité incomplète accordée à un mémoire important, qu'à cause de l'extension encore trop limitée donnée à une idée féconde, méritant la plus large extension et la plus active propagande.

Désireux de mettre le plus possible en lumière la préoccupation particulière qui domine toute notre entreprise et en constitue le caractère personnel, original, nous allons exposer, en quelques mots, le principe qui nous a servi de point de départ.

La théorie synthétise, la pratique analyse, dit la philosophie médicale, ce qui veut dire pour nous que la médecine généralise, tandis que le médecin individualise les maladies.

Or, tout observateur sérieux et réellement pratique reconnaît que, de même qu'il n'est pas deux hommes se ressemblant entièrement par les traits, il n'est pas deux maladies de même nom qui se ressemblent exactement par les détails symptômatiques.

Bien plus, une même maladie, frappant à différentes reprises le même sujet, se présentera chaque fois avec une physionomie, avec des allures différentes; et c'est, pour le dire en passant, dans l'aptitude parfaite à saisir les nuances délicates et infiniment variées des individualités morbides que consiste le vrai tact, le vrai génie médical, que cette formidable mobilité d'élémens stimule, aiguillonne, mais ne décourage jamais.

C'est donc l'individu, et l'individu actuellement envisagé, qui fait la maladie.

C'est donc l'individu traduisant une modalité pathologique, expression exacte de sa nature intime, de son essence propre, qu'il faut traiter, et non l'attribut morbide vu en dehors, indépendamment du sujet.

Autrement agir serait sacrifier l'homme à l'abstraction, serait vouloir que le malade soit fait pour la médecine, et non la médecine pour le malade.

Ce fait immense dominant toute la pathologie, et particulièrement applicable à la Tumeur Blanche, devient donc la base inébranlable de notre édifice vu de face, tandis que, sous ses autres aspects, il repose sur un autre ordre de considérations non moins solides ni sérieuses.

La nutrition est la condition primordiale de la vie organique.

Phénomène essentiellement interne, subjectif, elle fait, par ses propres conditions d'intégrité ou de perversion, la santé ou la maladie des organes.

Or, la Tumeur Blanche, comme nous le montrerons bientôt avec évidence, est une lésion organique, c'est-à-dire dérivant d'une perversion de nutrition, avec transformation et dégénérescence des tissus.

Il devient donc clair que c'est dans le sens des exigences d'une nutrition amoindrie, pervertie, qu'il faut agir par l'apport de matériaux reconstituants tels que, convenablement élaborés et assimilés, ils puissent relever la nutrition générale, et consécutivement la nutrition locale défectueuse.

A moins que, aujourd'hui qu'il est constant que la maladie est le plus souvent le fait de la vie qui semble fléchir sous le coup de perturbations momentanées subies par l'atmosphère, par le règne animal et le règne végétal, eux-mêmes entachés de conditions morbides ; à moins qu'aujourd'hui, disons-nous, on ne veuille quand même, au lieu d'une franche médecine d'addition commandée par l'insuffisance des éléments nutritifs actuellement amoindris, continuer l'œuvre décevante d'une illogique médecine de soustraction, tout au plus applicable à une époque passée, où la vie débordait, en quelque sorte, dans la nature. Et par là s'expliquerait l'interversion des termes de la santé publique, naguère manifestement meilleure dans nos frugales campagnes, actuellement, au contraire, plus satisfaisante dans nos villes, où se rencontrent en abondance la viande et le vin.

La portée de notre restriction est d'autant plus significative et lointaine, qu'elle semble moins généralement comprise.

Combien, en effet, ne voyons-nous pas encore de praticiens qui, oubliant qu'en thérapeutique rationnelle, la doctrine doit suivre le temps, ses besoins particuliers et varier avec eux, demeurent toujours fixes dans l'application des mêmes procédés; s'obstinent, quelles que soient les variations de milieu, à agir *par moins*, alors qu'il est indiqué d'agir *par plus*; et enfin, quand ils auront subi le mouvement qui les entraînera malgré eux, continueront à *additionner* quand il faudra de nouveau *soustraire.*

Ne serait-ce pas à ce point de vue qu'il faudrait peut-être expliquer les succès usurpés de certains systèmes latéraux, la fortune de certaines médications du jour, qui, si elles ne donnent rien aux malades, du moins ne leur ôtent rien ?

Le médecin militaire à même, par ses incessantes pérégrinations, de voir ce qui se passe dans le monde et dans la médecine, est parfois appelé à devenir le muet témoin des inconvénients de médications arriérées et non en rapport avec des exigences de milieu ou d'actualité. Ce n'est pas à dire pour cela qu'il soit indifférent à la vue de la diète, de la saignée, des purgatifs, des vésicatoires, tous agents actifs de soustraction, aussi énergiquement appliqués à l'anémique habitant du hameau, à sa chlorotique compagne, qu'aux pléthoriques habitants de localités plus favorisées *.

---

* Nous ne voudrions cependant pas pousser les choses aussi loin qu'elles l'ont été dans une des dernières séances de l'Académie de médecine, où des appréciations plus sévères et plus officielles ont été émises pendant la discussion sur la statistique des causes de décès. « Nous savons très bien que si on demande aux hommes instruits de tous les pays ce que c'est qu'une fièvre typhoïde, tous sauront le comprendre ; mais si on s'adresse à des hommes qui ne sont plus au courant de la science, qui ne lisent pas, qui sont encore imbus des idées de la doctrine physiologique et qui exercent la médecine depuis quarante ans, n'est-il pas permis de douter qu'on puisse être toujours compris ? » *(M. Guerard)* — « Serez-vous donc sûrs des médecins, souvent très faibles, qui auront fourni les élé-

Pourquoi donc ne point ouvertement suivre les remarquables exemples de conversion donnés par quelques grandes autorités médicales du jour, que nous voyons, comme par compensation et une sorte d'amende honorable envers l'humanité, abandonner le système des émissions sanguines et autres médications privatives, pour leur substituer une thérapeutique franchement reconstituante et rendre ainsi aux malades tout le sang qu'elles avaient fait jadis verser en abondance ?

Ce revirement thérapeutique, quelque significatif qu'il puisse être déjà par lui-même, ne peut cependant, à lui seul, suffisamment assurer l'avenir de l'ère médicale nouvelle qui s'ouvre pour notre génération, et dont l'initiative glorieuse, comme

ments de votre statistique ?... Je ne trouve point que les médecins soient généralement assez instruits pour que cet essai de statistique donne de bons résultats » (*M. Piorry.*) — M. Michel-Lévy dit d'une manière beaucoup plus confraternelle : « Avec la tendance à l'exactitude que la science médicale a suivie de nos jours et l'instruction que possèdent aujourd'hui les médecins, il me semble qu'on peut s'entendre sur le sens précis des dénominations données aux maladies. » — *(Académie impériale de médecine, séance du* 20 *octobre* 1857, *présidence de M. Michel-Lévy, discussion sur la statistique des causes de décès.)*

tant d'autres, appartient à la médecine française.

Il est à côté, peut-être même au-dessus, de l'ordre des moyens médicamenteux et médicaux proprement dits, un autre ordre d'éléments, dont l'importance, découlant des conditions même qui déterminent l'impulsion que nous nous sentons subir, ne saurait être méconnue sans un immense préjudice pour l'humanité.

L'hygiène, plus que tout autre partie des sciences médicales, sous cet horizon nouveau, réclame un rôle considérable, décisif : dociles à sa voix plus que jamais impérieuse, qui nous commande un salutaire retour à la stricte observance de ses lois, sachons enfin comprendre toute la signification, toute la portée des enseignements journaliers qu'elle ne se lasse point de nous donner.

Et d'autant plus pressantes deviennent ses sollicitations que, de séduisantes statistiques s'efforçant de faire briller à nos yeux tout un monde d'améliorations et de perfectionnements, il est plus à craindre de voir non-seulement un hardi système de spéculation et de sophistication s'emparer complètement des éléments destinés à régénérer nos organes altérés dans leurs forces radicales ; mais encore la fiévreuse ardeur de nos préoccupations sensuelles et matérielles s'exalter à un point tel qu'il ne nous sera bientôt plus donné de nous apercevoir que nous ne cessons de travailler nous-mêmes à l'extension progressive des conditions morbides qui nous étreignent de jour en jour plus étroitement *.

De cette apparente digression, qui ne fait que plus fidèlement traduire le fond de notre pensée, arrivons à la disposition de nos matériaux.

---

* « Sur la limite naturelle des différents âges de la vie, on a faussé toutes nos idées.

» Une littérature frivole, pour nous intéresser à ses héros, a imaginé de faire anticiper les passions sur les âges. *On a précipité le cours de la vie.* On a donné à l'adolescence les passions de la jeunesse, à la jeunesse les passions de l'âge mûr.

» C'est de là que nous sont venus ces jeunes gens de quinze à vingt ans, frustrés du plus doux privilége de leur âge : le calme de l'âme ; ces hommes mûrs de trente ans, qui n'ont pas sû être jeunes ; et ces vieillards de cinquante, qui ne seront jamais hommes mûrs. » — Flourens, *De la Longévité humaine*, 2ᵉ édition, page 7.

Si déjà l'influence du seul fait mentionné par M. Flourens suffit pour avancer la limite des âges et *précipiter le cours de la vie*, que doit donc pouvoir l'ensemble des conditions que nous signalons?

Ce travail se divise en deux parties :

La première envisage la question sous le point de vue pathologique et synthétique, procédant par l'examen successif de l'anatomie pathologique, de la définition, des symptômes, de la marche, des terminaisons, du siége, des causes, de la nature, du pronostic et enfin du traitement de la Tumeur blanche.

La seconde partie, toute clinique et analytique, démontre, par un certain nombre d'observations sérieusement analysées, la corrélation, la concordance des faits et de la doctrine, et renforce ainsi la valeur des conséquences qui en découlent.

Qu'il nous soit permis de reproduire ici, en témoignage d'approbation de notre méthode, la lettre par laquelle le Conseil de Santé des armées a bien voulu répondre à l'envoi de notre travail.

MINISTÈRE DE LA GUERRE.

Paris, le 30 janvier 1857.

Monsieur et cher Confrère,

Le Conseil de Santé a lu avec beaucoup d'intérêt le mémoire que vous avez remis à son président et qui a pour titre : *Considérations médico-chirurgicales sur la Tumeur Blanche.*

Le Conseil me charge de vous remercier, en son nom, de ce méthodique et consciencieux travail, dont l'insertion a lieu dans le volume du *Recueil des Mémoires de Médecine et de Pharmacie militaires* en cours d'impression, et de vous engager à marcher avec persévérance dans la voie d'étude et d'observation où vous êtes si heureusement entré, et où vous suivront ses encouragements et sa sympathie.

Recevez, etc.

Le Secrétaire du Conseil de Santé,

Signé : RIBOULET.

PREMIÈRE PARTIE.

EXAMEN PATHOLOGIQUE.

Tendance actuelle à l'observation positive. — Nécessité de réorganiser la technologie médico-chirurgicale. — Diversité des appréciations relatives à la Tumeur Blanche.

Les faits pathologiques passent par tant d'esprits divers, qu'il n'est pas surprenant de les voir perdre quelquefois, chemin faisant, une grande partie de leur signification et de leur valeur primitives.

Cependant, au milieu de l'incohérence et de l'apparente contradiction que l'on rencontre dans les éléments constitutifs de la science, une même pensée rallie tous les esprits autour d'une même aspiration.

Toute de progrès et de vérité, cette pensée nous domine aujourd'hui d'une manière impérieuse, se traduisant au fond de chacun de nous à l'état d'un irrésistible besoin.

Mais, pour marcher d'une manière sûre dans la voie qu'elle nous ouvre, une condition préalable se présente, condition profondément vraie, profondément sentie, celle de réformer le langage médical, pour lui imposer toute la précision, toute la logique que réclame la sévérité de notre siècle.

De nombreuses questions ont été reprises déjà, pour être présentées sous ce jour nouveau, et, grâce à d'énergiques tentatives auxquelles se rattachent les noms les plus recommandables, bien voisine de nous est l'époque où les sciences médicales et chirurgicales se rapprocheront de la précision des sciences exactes.

Bientôt aussi, nous l'espérons, sera reprise par quelque autorité compétente la question des Tumeurs Blanches, dont il est indispensable de préciser la vague dénomination et de fixer le domaine indéterminé.

En attendant, osons jeter sur cette importante matière un coup-d'œil rapide, mais sérieux.

Il est facile de se convaincre, en examinant de près l'histoire de ces lésions, que les auteurs qui les ont étudiées, même d'une manière spéciale, en ont trop diversement interprété la nature : pour les uns, en effet, la Tumeur Blanche n'est qu'une arthrite ; pour les autres, une ostéite, une carie, une nécrose ; pour d'autres, enfin, l'expression locale d'un vice général concentré.

Et pourquoi tant de variations en regard de ce que l'anatomie pathologique a de précis, de concret ? C'est que, envisagée dans une ou plusieurs de ses fractions au lieu de l'être dans tout son ensemble , la question s'est présentée incomplète à la plupart des observateurs : aussi, avant de donner une définition exacte de la maladie, croyons-nous urgent d'en exposer scrupuleusement tous les détails anatomo-pathologiques, afin de définir sûrement et *à posteriori.*

I.

ANATOMIE PATHOLOGIQUE.

Multiplicité des altérations anatomiques, et nécessité d'en simplifier l'exposition. — Altérations des parties molles : peau , tissu cellulaire, aponévroses, muscles. — Altérations des parties intermédiaires : artères, veines, sang, nerfs, lymphatiques, ligaments, synoviale. — Altérations des parties dures : os, cartilages. — Altérations anatomo-pathologiques envisagées dans leur ensemble.

Il est peu de maladies qui offrent un appareil anatomopathologique aussi complexe que la Tumeur Blanche ; aussi , la multiplicité des altérations qu'une dissection attentive révèle à l'observation exclue-t-elle, pour ainsi dire, tout exposé méthodique. Cependant , pour ne pas trop ouvertement encourir le reproche de confusion, est-il bon de noter les modifications que présentent les divers tissus, en procédant de dehors en dedans, de la peau vers les os, et en passant successivement en revue toutes les parties intermédiaires.

Après avoir ainsi analysé les divers éléments anatomiques de la maladie, il sera rationnel de les recomposer dans leur ensemble, pour en bien apprécier les rapports généraux, les influences réciproques.

La *peau* est profondément altérée, non-seulement dans sa coloration, mais encore dans sa texture.

Elle est d'un blanc mat qui fait fortement ressortir la teinte violacée des orifices fistuleux dont elle peut être affectée.

De plus, elle est lisse, distendue par l'infiltration ou par l'exagération de volume que subissent les parties sous-jacentes. Les modifications de texture sont telles que, portant sur la partie fonctionnelle de l'organe, elles en enraient les phénomènes d'absorption et d'exhalation, de telle sorte que les fluides morbides demeurent emprisonnés par une barrière inerte, sur laquelle ils agissent par une sorte de macération, pour opérer ainsi les diverses solutions de continuité qui doivent leur donner issue.

D'autre part, l'enveloppe cutanée, singulièrement amincie par la distension progressive que lui fait subir l'accumulation croissante des produits de sécrétion et de transformation des parties profondes, favorise considérablement ces solutions de continuité.

Quelquefois celles-ci ne portent que sur les couches les plus internes de la peau, pour ne laisser échapper que de petites quantités de liquide, qui vont soulever l'épiderme demeuré intact, et former des phlyctènes d'étendue variable, ainsi que nous l'avons remarqué dans un cas récemment observé à l'hôpital militaire de Metz.

Quand la peau oppose une trop longue résistance aux efforts de dedans au-dehors des liquides épanchés, elle subit une condition morbide de plus, une sorte de compression excentrique, qui amène la gangrène dans une étendue indéterminée.

Le *tissu cellulaire* éprouve des altérations variables, suivant la profondeur à laquelle on l'examine.

Le tissu cellulaire sous-cutané est toujours le siége d'un épanchement séro-albumineux, jaune, abondant, lequel en distend les mailles au point de les faire disparaître en certains points : la consistance du produit de cet épanchement peut passer d'une fluidité parfaite à un état tout à fait concret, lardacé.

Le tissu cellulaire intermusculaire est également distendu par un liquide séreux, glaireux ; mais le plus souvent il est épaissi, dense, lardacé, offrant çà et là des foyers purulents, ainsi qu'une matière concrète tuberculiforme.

Plus profondément, le tissu cellulaire se présente dans d'autres conditions : celui qui tapisse les ligaments est généralement épaissi, intimement adhérent, de telle façon qu'il semble convertir les ligaments en vrais cartilages, à la surface desquels siégent également des foyers de pus ; l'articulation est alors comme environnée d'une large bande qui s'oppose à son fonctionnement.

Le tissu cellulaire sous-synovial, c'est-à-dire le plus voisin de l'articulation, est simplement infiltré de sérosité, ou baigné dans une masse glaireuse.

Les *muscles* pâles, émaciés, tantôt contractés, tantôt relâchés, se transforment progressivement en une substance lardacée, graisseuse.

Soit par un raccourcissement réel, soit par une simple déviation de leur direction normale, ils portent généralement une partie du membre dans la demi-flexion.

Leurs parties tendineuses conservent tantôt leur coloration, leur consistance normale ; tantôt, au contraire, elles se ramollissent et éprouvent une manifeste augmentation de volume. De plus, les tendons sont quelquefois isolés des parties voisines par les liquides épanchés ; d'autres fois, on les trouve confondus dans une masse pseudo-membraneuse.

Vaisseaux. — Rarement les altérations vasculaires sont primitives, car elles surviennent presque toujours à une époque avancée de la maladie, et parsuite du contact prolongé des vaisseaux avec des parties profondément désorganisées.

Les parois artérielles peuvent demeurer sensiblement intactes, ou n'éprouver, de la part des parties voisines, qu'une simple compression circulaire ; mais, quand cette compression se prolonge avec un certain degré d'intensité, le calibre du vaisseau amoindri ou effacé ne transmet que peu ou pas de sang au-delà de la tumeur, ce que témoigne l'infiltration ou l'atrophie de la partie du membre qu'isole, pour ainsi dire, la tumeur morbide.

L'oblitération artérielle résulte, le plus souvent, d'un travail hypertrophique portant directement sur la texture de l'artère, pour en exagérer démesurément les parois : le ramollissement commence ensuite, et ne s'arrête que quand la substance de l'artère s'est totalement transformée.

Cependant, cette tranformation artérielle ne peut pas s'effectuer sans qu'il ne s'échappe une certaine quantité de sang des vaisseaux plus ou moins imparfaitement oblitérés : aussi se produit-il des hémorrhagies interstitielles, dont le produit va se mêler, à l'état de sanie ou de pus, aux liquides divers que font rayonner au-dehors les trajets fistuleux.

Or, c'est par ce dernier trait, c'est-à-dire par ses conditions hémorrhagiques, que la Tumeur Blanche tombe sous la grande loi des transformations organiques profondes, pour ne pas dire de nature spéciale, loi qui veut que les individus sujets aux hémorrhagies bronchiques soient soupçonnées de tubercules pulmonaires ; que les hémorrhagies rectales, indépendantes d'un état hémorrhoïdal, amènent le cancer du rectum ; enfin que les femmes affectées de métrorrhagie spontanée succombent, dans un temps plus ou moins éloigné, à un cancer de l'utérus.

Quant aux *veines*, elles affectent communément un état variqueux plus ou moins prononcé ; celles qui avoisinent l'articulation tendent surtout à affecter cette disposition. Leurs altérations plus avancées sont, du reste, analogues à celles des artères ; de plus, elles peuvent, dans certaines circonstances, se comporter comme dans la phlébite et la résorption purulente.

Sang. — Les altérations subies par le sang tantôt précèdent, tantôt suivent la maladie, dont elles sont la cause ou l'effet : dans le premier cas, c'est un vice général, lymphatique, scrofuleux, rachitique, tuberculeux ou syphilitique, qui détermine ou favorise la manifestation de la tumeur ; dans le second, les éléments sanguins sont successivement altérés par le transport dans le système circulatoire des divers produits morbides émanant de la tumeur alors primitive.

Or, les recherches analytiques révèlent dans le sang deux ordres d'altérations, dont l'un se rapporte à l'anémie, l'autre à la résorption purulente.

Les conditions anémiques s'expriment, comme dans l'anémie en général, par un aspect séreux, rose-clair, que prend le sang, dont la densité est amoindrie. Les globules descendent de leur chiffre normal, cent vingt-sept, à vingt-sept, vingt-cinq et vingt-et-un. L'albumine, la fibrine, les éléments solides du sang peuvent conserver leur état normal. Le sérum est proportionnellement augmenté. Les tissus sont décolorés, exsangues, flasques.

Les conditions purulentes se manifestent d'abord par les caractères de l'anémie, ensuite par la présence de globules de pus dans le sang, globules qui viennent s'étaler avec des globules sanguins normaux sur le champ du microscope.

Nerfs.— Généralement plus volumineux que dans l'état normal , tantôt ils flottent libres au milieu des liquides épanchés , tantôt ils se trouvent encroûtés d'une matière plastique ou pseudo-membraneuse.

Les *ganglions lymphatiques* sont plus ou moins engorgés.

Ils peuvent subir toutes les phases de l'adénite , ainsi que les transformations communes aux autres parties de l'articulation.

On retrouve l'engorgement lymphatique dans des ganglions quelquefois très-éloignés du siége de la maladie.

Ligaments. — Les auteurs diffèrent essentiellement sur l'origine des lésions du tissu fibreux.

D'après d'imposantes autorités, ce genre de tissus serait dans l'impossibilité absolue de s'enflammer, et, par suite, de s'altérer primitivement, tandis que M. Gerdy, se prononçant dans un sens tout opposé, prétend avoir surpris bien des fois ces mêmes parties atteintes de lésions formellement phlegmasiques.

Cette dissidence flagrante prouve au moins que les tissus fibreux ne subissent pas toujours l'inflammation et ses suites , sous l'influence des causes capables de l'y développer.

D'un autre côté, dans le sens de M. Gerdy, personne n'est sans posséder quelques exemples d'entorses ou de diastasis suivis de lésions formellement inflammatoires dans les éléments fibreux.

Quoi qu'il en soit, dans la Tumeur Blanche on trouve, en général, les ligaments qui avoisinent l'articulation frappés d'altérations anatomiques manifestes : quand ils ne se présentent pas infiltrés, ramollis, en partie détruits, on les rencontres indurés, cartilagineux, formant, avec le tissu cellulaire contigu, la bande fibreuse dont nous avons parlé précédemment à propos des modifications subies par le tissu cellulaire.

La destruction progressive des ligaments amène quelquefois, dans les rapports des surfaces articulaires, des changements assez considérables pour opérer des luxations spontanées.

Cartilages. — Sous le point de vue de l'origine primitive ou consécutive de leurs lésions, les cartilages, ont le sait, ont donné lieu aux mêmes dissidences que les ligaments.

Ils ont été trouvés offrant des ulcérations tantôt superficielles, tantôt profondes, uniques ou multiples.

Ces ulcérations, par leur extension ou par leur multiplication progressive, peuvent se confondre en plus ou moins grand nombre, pour former, dans la profondeur de la substance cartilagineuse, des vides variables.

Quelquefois les cartilages disparaissent totalement ; alors il se présente à leur place, soit sur toute l'étendue qu'ils occupaient, soit seulement sur des points disséminés, une sorte de tissu cellulaire nouveau, d'un aspect rougeâtre, démesurément vasculaire, tissu que le scalpel enlève facilement, pour mettre les surfaces osseuses à nu.

Quelques chirurgiens pensent que ce tissu cellulaire

n'est pas toujours de nouvelle formation ; que souvent il n'est que l'extension du tissu cellulaire sous-synovial, dont un travail hypertrophique inflammatoire aurait exagéré la vascularité.

La disparition totale ou partielle des cartilages est généralement attribuée à l'absorption qu'ils subissent, placés entre deux surfaces prétendues absorbantes, c'est-à-dire entre les fausses membranes qui recouvrent la face articulaire des cartilages, et l'extrémité osseuse devenue plus vasculaire.

Or, n'est-on pas en droit de se demander si des éléments aussi désorganisés que l'élément pseudo-membraneux, et une tête osseuse depuis longtemps plongée dans une tumeur blanche, jouissent réellement de la propriété essentiellement vitale de l'absorption, et si les cartilages ne disparaissent pas plutôt parce qu'ils passent à l'état fluide ou putride ? Certaines altérations des cartilages consistent dans la perte plus ou moins absolue de leur élasticité, puis de leur cohésion : dans le premier cas, l'oncle cesse d'être repoussé par la surface du cartilage qu'il cherche à déprimer ; dans le second, le cartilage se ramollit au point de se fondre partiellement ou totalement dans les parties voisines.

Dans quelques cas rares, on trouve les cartilages traversés par des fongosités qui s'élèvent des os.

Quand ces fongosités ne parviennent pas à traverser les cartilages, elles les détachent, pour les pousser dans l'articulation, où ils demeurent plus ou moins longtemps repliés sur eux-mêmes.

La *membrane synoviale* offre également des lésions intéressantes à étudier et dont nous allons examiner le développement progressif, à partir de l'époque la qlus voisine du début de la maladie.

Une hypersécrétion synoviale marque, pour ainsi dire, le premier pas du mal.

Expression exacte d'un état phlegmasique dont on trouve souvent la raison anatomique dans l'examen attentif de la séreuse articulaire, le produit de cette sécrétion exagérée geut devenir abondant au point de faire croire à l'existence d'une hydarthrose volumineuse.

Après avoir conservé pendant un certain temps ses propriétés normales, ce liquide se trouble, devient nougeâtre, floconneux, cesse d'être filant ; plus tard, il est remplacé par un véritable pus d'origine controversée.

En effet, il y a des auteurs qui, n'envisageant la matière purulente enfermée dans la poche séreuse que comme l'épaississement ou la transformation de la synovie contestent à la membrane articulaire la propriété de suppurer; d'autres, au contraire, par la considération de ce qui se passe dans certains cas d'arthrite dans certains cas de méningite cérébrospinale, qui montrent la synoviale en flagrant délit de suppuration, lui reconnaissent hautement le droit de sécréter du pus en plus ou moins grande quantité.

Quoi qu'il en soit, un peu plus tard des fausses membranes s'organisent de toutes parts. Celles-ci, gagnant en surface et se réunissant les unes aux autres, finissent par former une couche unique, dont elles envahissent le cartillage articulaire qu'elles parviennent à recouvrir en totalité, en contractant avec lui les plus intimes adhérences.

Une suractivité vasculaire peut, quand le travail désorganisateur s'accompagne d'un travail phlegmasique actif, couvrir la face interne de la synoviale de végétations rougeâtres, affectant les apparences de la matière cancéreuse, et pouvant passer à l'état cartilagineux ou osseux.

Souvent encore, la membrane synoviale persiste après la disparition des cartilages articulaires ; alors elle repose immédiatement sur les extrémités osseuses.

Enfin la science possède l'observation d'un cas dans lequel la membrane synoviale s'est présentée parsemée, dans une grande étendue, de trous ronds, réguliers comme s'ils avaient été frappés avec un emporte-pièce : à travers ces trous se remarquaient des perforations correspondantes dans la substance compacte des extrémités osseuses, de sorte que la substance spongieuse apparaissait fortement colorée en rouge.

Ce mode d'altération explique très-bien, du reste, la pénétration directe, dans l'articulation, des fongosités dont nous avons déjà parlé.

Os. — Une infiltration plus ou moins marquée du périoste, favorisant le décollement de l'enveloppe osseuse pour loger au-dessous d'elle des abcès; un épaississement plus ou moins sensible de cette membrane qui peut suppurer, soit par sa face interne, soit par sa face externe, ou se couvrir de fongosités : tels sont les divers états anatomo-pathologiques que peut offrir le périoste.

Quant aux os eux-mêmes, épargnés dans les cas de tumeurs blanches *extra-articulaires*, ils présentent les altérations les plus diverses dans les tumeurs blanches vraies *intra-articulaires*.

D'abord ils offrent un gonflement portant sur une étendue notable des extrémités articulaires.

Dans la généralité des cas, le gonflement provient, soit d'une augmentatiou réelle de la substance osseuse, soit d'une augmentation apparente, par suite de l'extension de la matière osseuse au détriment de sa densité.

A une époque plus avancée de la maladie, quand la tuméfaction a atteint son plus haut degré, au travail fluxionnaire succède un travail de transformation qui, après avoir profondément désorganisé la partie spongieuse des extrémités osseuses, ainsi que les liquides qui la baignent, porte sur la lame externe, l'use et la perfore, ainsi que les cartilages environnants.

Par cette voie, plus ou moins lentement pratiquée, pénètre, dans l'articulation, le produit de la fonte osseuse, tantôt à l'état de pus sanguinolent, tantôt à l'état de fongosités.

Il peut arriver que l'extrémité osseuse se creuse dans plusieurs points et dans plusieurs sens, de telle façon que, dégagé des parties qui l'environnent, l'os présente des cavités plus ou moins nombreuses.

Ce dernier mode de désorganisation a été constaté dans le cas de tumeur blanche observé, il y a peu de temps, à l'hôpital de Metz. De plus, il peut se faire, quand les lacunes osseuses dont nous établissons le mécanisme se multiplient ou se confondent, qu'un ou plusieurs séquestres s'engagent dans l'articulation, où ils séjournent plus ou moins longtemps, pour se décomposer ensuite, ou bien prendre la consistance de l'ivoire.

Quand la maladie provient de la présence de tubercules dans les extrémités osseuses, le mode d'élimination des parties désorganisées diffère peu du précédent : toutefois, s'il existe une caverne dans les deux extrémités osseuses de l'articulation, les cartilages intermédiaires ne les laisseront pas longtemps isolées, car les rapports intimes de vascularité et de contiguïté qui lient les cartilages articulaires aux têtes osseuses, font que si l'extrémité d'un os est tuberculeuse, le cartilage contigu ne tardera pas à subir une dégénérescence analogue.

Ainsi, après la destruction des cartilages, privées de leur enveloppe intermédiaire, les extrémités osseuses se trouvent en contact, subissent une mutuelle désorganisation, à laquelle s'ajoutent des conditions combinées de compression réciproque, de transformation de tissu, et, à la rigueur, d'absorption, pour rendre impossible un travail régénérateur et fixer irréparablement les difformités consécutives.

Telles sont les altérations diverses qu'entraîne la Tumeur Blanche dans les éléments anatomiques de l'articulation étudiés isolément et d'une manière tout-à-fait indépendante les uns des autres.

Pour compléter notre cadre, il est nécessaire de dire quelques mots des rapports généraux, de l'état d'ensemble de ces éléments; car, alternativement cause et effet de leurs altérations réciproques, ils amènent dans la partie malade des modifications de forme, de volume, de texture, qu'il est utile de noter et de combiner.

Le volume de l'articulation malade est toujours plus considérable que le volume normal, et cette différence de volume varie selon les cas.

Cependant ce n'est point d'un pas égal, continu, que la tumeur marche vers son dernier terme de développement. Elle subit quelquefois des temps d'arrêt qui font croire à un état stationnaire, lorsque tout-à-coup, sans cause appréciable, elle acquiert instantanément un volume des plus considérables.

On a rapporté cette exagération de volume, tantôt à la transformation des parties molles, tantôt à celle des têtes osseuses : des dissections attentives, en effet, démontrent la justesse de l'une et l'autre manière de voir, que l'on trouve le plus souvent réalisées simultanément.

Quand la tuméfaction réside dans les parties molles seulement, celles-ci sont indurées, ou plutôt fortement distendues et déplacées par l'interposition d'une plus ou moins grande quantité de matière séreuse, séro-albumineuse, purulente ou lardacée; tandis que, dans la tuméfaction osseuse, les couches osseuses se développent par une sorte de travail d'hypertrophie et grossissent encore de toute l'épaisseur du périoste quelquefois ossifié.

D'autre part, tout le monde sait que la tuberculisation osseuse possède des tendances manifestement hypertrophiques, puisque la matière tuberculeuse est toujours plus ou moins contrariée dans son évolution par l'apparition, sur les extrémités articulaires, d'une couche progressive de dépôt calcaire qui en vain cherche à l'emprisonner plus étroitement.

C'est donc de ce double travail, travail de dedans au dehors du tubercule qui demande plus d'espace, et travail de dehors en dedans de la sécrétion calcaire qui renforce les couches osseuses, c'est donc de ce double travail, disons-nous, que résulte l'augmentation de volume que subit l'élément osseux.

Nous n'avons pas besoin de dire que la forme globuleuse de la tumeur résulte de la forme naturellement sphéroïdale ou ovoïde de l'articulation, forme qui n'est qu'exagérée dans toutes les directions. La transformation générale des tissus et des parties fluides aboutit à la formation d'un pus variable dans ses conditions caractéristiques, et qui finit toujours par se faire jour au-dehors en se frayant des issues en sens divers.

Ce produit morbide est séreux, grumeleux, contient des débris cellulaires, fibreux, osseux. Quand il séjourne quelque temps dans la profondeur des tissus, ou quand il provient d'altérations osseuses, il devient noirâtre et d'une odeur fétide. Ce pus s'écoule pendant longtemps sans entraîner la diminution du volume de la tumeur; il doit, en conséquence, notablement amoindrir les éléments plastiques du sang, pour entraîner l'anémie consécutive constatée plus haut.

II.

DÉFINITION.

Définition de la Tumeur Blanche généralement défectueuse. — Elle doit être basée sur la nature organique de la lésion. — Examen analytique et critique des termes de la définition adoptée. — Sa valeur eu égard aux autres définitions.

Après avoir analysé la maladie dans ses éléments anatomiques, essayons d'en donner une définition aussi exacte que possible, et basée sur la nature organique de l'affection.

D'abord, disons une fois pour toutes que la dénomination de *Tumeur Blanche* est souverainement impropre, en cela que, au lieu de porter sur la nature intime de la maladie, elle n'en exprime que le caractére le plus superficiel, caractère tiré de la coloration assez peu significative de la peau ; c'est s'arrêter au seuil de la difficulté sans oser pénétrer plus avant. — *La* Tumeur Blanche *est la désorganisation successive ou simultanée des parties constitutives d'une articulation, sous l'influence spontanée d'un vice général ou résultant d'une action extérieure et locale.*

Examinons séparément le divers termes de cette définition, afin d'en bien saisir la valeur.

L'idée de désorganisation est inséparable de celle de Tumeur Blanche, dont elle est la condition forcée, en sorte que, tant qu'il n'y a pas dégénérescence, transformation de tissus, il n'y a pas de Tumeur Blanche.

Il suit de là que l'ensemble des condition pathologiques qui précèdent la désorganisation ne constitue que l'aurore de la maladie, et non la maladie elle-même; aussi le pronostic doit-il toujours être réservé en face de préliminaires phlegmasiques portant sur une, plusieurs, ou toutes les parties de l'articulation.

La désorganisation qui affecte les parties constituantes d'une articulation est successive ou simultanée, partant tantôt d'un tissu donné pour se propager par voie de contact aux tissus contigus, tantôt envahissant à la fois toutes les parties de l'articulation, que des conditions morbides instantanées ont frappées du même coup.

Pour donner le plus de signification possible à la désorganisation qui nous occupe, il reste à en spécifier la nature intime, et c'est là le nœud de la question.

Que les conditions nutritives ou vitales d'une articulation se modifient, soit spontanément, soit sous l'influence des modificateurs extérieurs, il arrive, comme pour les autres parties organiques, que cette articulation tombe sous l'empire des agents physiques pour en subir partiellement ou totalement l'action désorganisatrice, suivant que ces mêmes conditions cessent entièrement ou seulement diminuent.

Dans cette dernière occurrence, ne possédant plus qu'une vie amoindrie, une nutrition partielle, l'articulation abandonne une partie d'elle-même à la désorganisation, tandis que l'autre continue à agir plus ou moins vitalement.

Du contact obligé de deux actions antagonistes, du frottement réciproque de la vie et de la mort, s'il est permis de parler ainsi, naît une activité déviée, qui engendre une série de phénomènes, au sein desquels se passe le mystérieux fait de la transformation des tissus ou des productions accidentelles ; de telle façon que les dégénérescences organiques peuvent être considérées comme tenant à la fois de la vie et de la mort, et jouissant de propriétés intermédiaires et spéciales.

Or, cette manière d'envisager la question permet d'établir une certaine analogie, des rapports étroits, non-seulement entre la Tumeur Blanche et la diathèse tuberculeuse ou scrofuleuse, mais encore entre cette maladie et la dégénérescence cancéreuse.

Les faits confirment on ne peut plus formellement cette façon d'agir en apparence toute spéculative ; car, non contents de révéler dans la profondeur de l'articulation affectée, ainsi que nous l'avons vu dans notre exposé anatomo-pathologique, des transformations fongueuses, sarcomateuses, ils montrent encore quelquefois la tumeur blanche et le cancer existant simultanément sur le même sujet, et avec des conditions non équivoques d'influence réciproque.

Nous avons observé, l'hiver dernier, une tumeur blanche de l'articulation tibio-tarsienne gauche chez une femme préalablement affectée d'un cancer utérin.

Celui-ci tenait la maladie articulaire sous une dépendance tellement immédiate, que tout ce qu'il subissait de variations retentissait aussitôt du côté de la tumeur, et cela au point que, quand les tentatives thérapeutiques procuraient quelques semblant d'amélioration à l'utérus, la jambe, de son côté, allait mieux; quand l'hémorrhagie utérine, au contraire, annonçait un soudain progrès de l'affection cancéreuse, un brusque retour de la douleur et de la chaleur s'effectuait dans l'articulation en voie de désorganisation.

Enfin, pour en finir avec la critique de notre définition, examinons-en rapidement le troisième terme, c'est-à-dire *l'influence spontanée d'un vice général, ou l'action locale d'un agent externe constituant les causes de la maladie.*

La première de ces conditions est suffisamment élucidée par les données qui viennent d'être émises, et dont la conclusion forcée porte sur la nécessité dans laquelle sont les articulations, par suite de la multiplicité, de la richesse de leurs tissus et de leur incessant fonctionnement, non-seulement de participer grandement aux divers états cachectiques de l'économie, mais encore d'encourir, plus spécialement que tout autre partie, les inconvénients des vices constitutionnels.

La seconde, jusqu'à un certain point indépendante d'influences diathésiques, met l'articulation directement en présence d'une action extérieure, pour lui faire subir les chances phlegmasiques auxquelles l'expose sa disposition anguleuse et périphérique, sans cesse à la portée des agentsexternes. Toutefois il est prudent d'imposer une grande restriction à l'influence pathogénique accordée au traumatisme en général, car souvent des lésions articulaires regardées comme externes ou chirurgicales ont été trouvées, ainsi que nous le prouverons plus loin, procédant directement d'un état constitutionnel plus ou moins latent.

III.

SYMPTOMES.

Exposé symptômatique généralement manquant de précision. — *Douleur* : ses conditions particulières dans la Tumeur Blanche traumatique, dans la Tumeur Blanche spontanée ; en quoi elle diffère de celle du phlegmon, de l'abcès ; ses variations suivant le siége, suivant l'articulation lésée. — *Tuméfaction* : sa forme et son aspect particuliers ; en quoi elle diffère de celle des autres tumeurs. — *Chaleur* : sa signification au point de vue du traumatisme ou de l'origine constitutionnelle de la Tumeur. — Symptômes offerts par les parties molles, les os, par les altérations locales et les lésions sympathiques.

En général, la description des symptômes des maladies est défectueuse, en ce sens que chaque symptôme, au lieu d'être un trait de lumière dirigé en droite ligne sur le diagnostic, ne demeure, la plupart du temps, qu'un caractère commun à une série indéterminée d'affections.

Il est donc souverainement rationnel d'écarter, autant que possible, dans la recherche des symptômes, toute circonstance vague, pour n'envisager que les détails d'une portée directe et positive.

En un mot, il faut donner à chaque élément symptômatique une signification si spéciale, si individuelle, que le diagnostic, au lieu de constituer toujours un long article procédant par exclusion, devienne le corollaire forcé ou la proposition réciproque de l'exposé des symptômes.

La *douleur* affecte des manières d'être diverses, suivant que la Tumeur Blanche est spontanée ou traumatique.

Dans le premier cas, elle est sourde, profonde, diffuse, d'abord sans autre signification dans le sens de la Tumeur Blanche que celle d'une possibilité, d'une présomption plus ou moins éloignée.

Disparaissant et revenant tour-à-tour, elle finit par devenir continue, avec une intensité croissante, expression d'une désorganisation en marche.

Contrairement à la douleur du phlegmon, de l'abcès, et c'est là son caractère le plus personnel, elle persiste généralement ou bien augmente après l'expulsion du pus; alors elle peut, après avoir fortement ébranlé le système nerveux par sa violence et sa continuité, provoquer des accidents nerveux, du délire, ou bien épuiser les forces du malade, et activer une terminaison fatale.

Dans le cas où la maladie possède une origine traumatique, la douleur affecte une marche inverse; c'est-à-dire qu'au lieu de grandir par degrés successifs, comme dans les conditions précédentes, elle acquiert presque tout d'abord son plus haut degré d'intensité, pour ensuite progressivement décroître jusqu'à la période suprême, que quelques malades subissent sans nullement souffrir.

Cependant, en suivant cette ligne régulièrement décroissante, la douleur devient quelquefois lancinante, térébrante, et ses exacerbations avertissent le praticien qu'il est en présence d'une dégénérescence articulaire.

Enfin, dans l'un et l'autre cas, la fixité du siége de la douleur constitue un puissant indice de la localisation de la maladie. Il ne faut cependant pas perdre de vue que, quand l'affection intéresse un os long, la douleur peut se porter, par suite d'une sorte de retentissement lointain, sur l'extrémité osseuse non lésée, et accuser, par exemple, une tumeur blanche coxo-fémorale tout en siégeant dans le genou, difficulté que vient, du reste, lever l'examen du lieu précis qu'occupe la tuméfaction.

Tuméfaction. — Tantôt d'un développement lentement progressif, tantôt d'une soudaine et prompte extension, elle est toujours bien appréciable. Son volume et sa consistance, en général, dépendent de l'ancienneté de la maladie.

Quelquefois elle est circonscrite, donnant à l'articulation une forme sphérique, qui ressort d'autant mieux que les parties molles qui avoisinent la tumeur sont atrophiées. D'autres fois elle est diffuse, se traduisant par un état d'empâtement qui donne au membre l'aspect de l'éléphantiasis, moins toutefois la teinte érythémateuse de la peau. Au lieu d'environner toute l'articulation, la tuméfaction n'occupe souvent qu'une étendue variable de sa circonférence : ainsi, au genou, elle circonscrit plus spécialement la rotule ; au coude, elle se porte sur les parties latérales, principalement sur la face interne du bras ; au pied, enfin, elle se loge derrière et au-dessous des malléoles.

La Tumeur peut être douloureuse ou tout-à-fait indolente au toucher, suivant l'ancienneté, l'origine, ou suivant d'autres conduitions particulières de la maladie ; quelquefois dure, le plus ordinairement cependant cédant à la pression, elle peut offrir un semblant de fluctuation.

Le gonflement des parties enraye plus ou moins complètement les mouvements du membre, lequel tombe dans une flexion permanente ; et quand, malgré cet état, on veut lui imprimer quelque mouvement forcé, il se passe au-dedans de la tumeur des bruits de différente nature.

Enfin, le trait par lequel la Tumeur Blanche se distingue le plus des autres tumeurs, c'est l'impossibilité de l'isoler et de la mobiliser.

La *chaleur* de l'articulation est subordonnée aux conditions inflammatoires de la lésion : du reste, elle ne constitue qu'un symptôme d'une médiocre valeur, à moins que l'on ne veuille interpréter sa présence primitive dans le sens d'une origine traumatique de la maladie, et son absence dans le sens d'une origine spontanée.

Quoi qu'il en soit, les phénomènes de douleur, de tuméfaction et de chaleur ne tardent pas à se compliquer d'autres détails symptomatiques.

La *peau* se décolore, se distend, s'amincit, se couvre de phlyctènes et d'orifices fistuleux, enfin perd successivement toutes ses propriétés fonctionnelles et anatomiques, ainsi que nous l'avons vu plus haut.

Son *tissu cellulaire sous-jacent*, plus ou moins sensiblement infiltré, donne à la pression une sensation plus ou moins marquée de fluctuation, confondue quelquefois avec la fluctuation purulente.

Tandis que les muscles s'atrophient ou subissent une sorte de transformation gélatineuse ou graisseuse, les *tendons* et *ligaments* s'encroûtent de pseudo-membranes qui en empêchent le glissement.

De leur côté, les *extrémités osseuses*, infiltrées, tuméfiées, donnent au toucher une sensation de résistance manifestement perçue à travers les parties molles; de plus, à une époque plus avancée, elles subissent un travail de décomposition dont les produits s'ajoutent à ceux qui résultent de la suppuration des parties molles, pour former des collections purulentes, toujours portées à se frayer un passage à travers les parties superficielles.

Celles-ci, après une résistance plus ou moins longue, finissent toujours par céder, par se laisser cribler, dans une multitude de sens divers, de trajets fistuleux éconduisant un pus d'abord phlegmoneux, puis séreux, floconneux, sanguinolent, enfin osseux.

Intarissable dans sa source, la sécrétion purulente est continue, sans toutefois amoindrir le volume de la Tumeur, et, quand un orifice fistuleux s'oblitère, plusieurs autres se forment aux alentours.

Il est impossible que de telles conditions ne retentissent point profondément dans l'économie; aussi entraînent-elles à leur suite une interminable série de phénomènes fonctionnels et sympathiques, qui se traduisent par de l'agitation, de l'insomnie, par de l'inappétence, par un amaigrissement successif, accompagné de sueurs nocturnes et de diarrhée colliquative.

Enfin, des troubles nerveux périphériques ou centraux, d'une nature plus précise, se manifestent dans quelques circonstances exceptionnelles qu'il est important de signaler.

En effet, que la Tumeur exerce une compression ou quelques tiraillements sur les cordons nerveux qui la traversent, infailliblement il s'ensuivra des phénomènes convulsifs.

Que la Tumeur porte sur le rachis, comprime ou désorganise la moelle épinière, la paralysie de la vessie, du rectum, la paralysie des membres inférieurs, ainsi que leur atrophie, seront inévitables.

IV.

MARCHE ET TERMINAISON.

Différence de la marche suivant que l'affection est spontanée ou traumatique. — Marche généralement chronique, quelquefois aiguë. — Rechûte.— Mort; ankylose; amputation.— *Guérison*; sens particulier dans lequel il faut prendre ce mot appliqué à la Tumeur Blanche.

La marche de la Tumeur Blanche diffère également, suivant que la maladie est spontanée ou traumatique , et on peut dire d'une manière générale que, dans le premier cas, elle s'effectue de dedans en dehors, et, dans le second, de dehors en dedans.

Cependant, examinons de plus près ces deux manières d'agir. Quand la Tumeur Blanche est la concentration locale d'un vice constitutionnel, elle affecte une marche essentiellement chronique.

Commençant presque toujours par les parties profondes ou osseuses de l'articulation, elle tend sans cesse à envahir les parties voisines, qu'elle désorganise d'une manière à peu près ascendante. Cependant, dans quelques cas, on voit la maladie affecter des allures plus irrégulières, des alternatives inégales de repos et de progrès, c'est-à-dire que pendant des mois, même des années , le mal semble

stationnaire, et déjà l'on croit qu'il est indéfiniment en-
rayé, lorsque tout-à-coup il se réveille avec une véhémente
recrudescence de désorganisation, qui ramène la douleur
et la chaleur, exagère le volume de la tumeur, et enfin
ferme la scène par un fatal dénouement.

La maladie dépend-elle, au contraire, d'une cause mécanique, des conditions inflammatoires plus ou moins
profondes en marquent les premiers pas ; bientôt surviennent les dégénérescences consécutives, d'autant plus
promptes qus l'action vulnérante aura été plus profonde
et plus étendue.

Enfin, soit que la maladie procède du centre à la surface
ou de celle-ci au centre, soit qu'elle tienne une aussi
grande part du traumatisme que des prédispositions originelles ou accidentelles, elle ne peut manquer, si l'art
n'intervient activement, d'aboutir au plus fâcheuses conséquences.

La mort semble être la terminaison presque constante
de la Tumeur Blanche abandonnée à elle-même.

L'épuisement successif des forces qu'une nutrition viciée
ne peut plus réparer, le transport de matières purulentes
dans le sang, telles sont les circonstances qui rendent
le terme fatal inévitable, et quelquefois d'autant plus
prompt que souvent ces conditions se combinent.

Les tumeurs blanches qui proviennent d'un vice constitutionnel se terminent le plus ordinairement par l'épuisement successif des ressources vitales, tandis que celles
qui ont pour origine une désorganisation primitivement

locale procèdent le plus souvent par l'infection purulente, que hâte l'ouverture spontanée ou artificielle des collections de pus.

Quelquefois, cependant, les produits désorganisés disparaissent, pour mettre en contact les parties les plus saines de l'articulation; alors celles-ci, par suite des efforts de régénération que tente la nature, contractent entre elles d'intimes rapports qui arrêtent plus ou moins efficacement le travail désorganisateur, en réalisant toutes les conditions de l'ankylose.

Partant de cette sage considération, que rien n'est absolument impossible à la nature bien dirigée, il faut admettre que cette terminaison heureuse peut se réaliser quand l'état général du malade n'est pas trop profondnment altéré, ou quand un traitement rationnel parvient à modifier avantageusement les conditions cachectiques de sa constitution.

Il est inutile d'ajouter que, pour la maladie qui fait le sujet de ce travail, la guérison, dans le sens rigoureux du mot, est une terminaison impossible, en raison de l'intégrité absolue que réclament les articulations pour leur fonctionnement normal, intégrité qu'il est impossible de retrouver avec tous ses détails là où a passé une lésion organique.

V.

SIÉGE.

Siége de prédilection.— Mal de Pott; ses conditions particulières; interprétations diverses; sa nature intime; ses conséquences; sa gravité particulière.— Coxalgie; ses particularités; pourquoi elle porte plus souvent sur l'articulation coxo-fémurale gauche.

Bien qu'il n'y ait pas d'articulation qui ne puisse être le siége de la Tumeur Blanche, il faut reconnaître que cette maladie ne les affecte pas toutes avec le même degré de fréquence.

En général, elle se développe dans les grandes articulations ginglymoïdales et dans les articulations orbiculaires, telles que le genou, le coude, le pied, le poignet.

Il lui arrive quelquefois d'envahir les articulations de la colonne vertébrale, pour se comporter d'une manière plus compromettante que partout ailleurs; dans ce cas, quelques praticiens la regardent comme une affection spéciale, décrite sous le nom de *mal de Pott*, bien qu'au fond, ainsi que nous allons le voir, il n'y ait entre celui-ci et la Tumeur Blanche d'autre différence que celle du siège.

Le mal de Pott, tant il est vrai que les anciennes dénominations sont profondément défectueuses, le mal de Pott, au sens de quelques auteurs, signifie une dégénérescence tuberculeuse des vertèbres; tandis que d'autres le regardent comme une carie vertébrale spontanée ou inflammatoire.

Chacune de ces vues n'est qu'une fraction de la question, au lieu de constituer la question tout entière, le mal de Pott étant une affection éminemment complexe, dont les circonstances originelles, ainsi que les manifestations ultérieures, peuvent varier en sens divers.

En effet, dans cette maladie, on voit quelquefois se former une caverne tuberculeuse dans une ou deux vertèbres, en comprenant le fibro-cartilage intermédiaire ; la substance osseuse, même dans l'infiltration tuberculeuse puriforme, acquiert un volume plus considérable en subissant un travail hypertrophique, ou une densité plus grande en s'éburnant. De plus, des rapports nombreux, intimes, de contiguïté et de vascularité existant entre les fibro-cartilages et les vertèbres, il résulte que si une partie du corps vertébral est tuberculeuse, la partie du fibro-cartilage correspondante se désorganise dans le même sens.

Ainsi, après la successive disparition des cartilages, les vertèbres, privées de leur élément intermédiaire, se trouvent en contact, subissent un mutuel frottement, une réciproque désorganisation, sous l'influence combinée de nombreuses circonstances de pression, d'usure et d'absorption.

D'autres fois, le mal de Pott consiste en réalité dans une carie vertébrale procédant du centre de la vertèbre à la surface, ou de la surface au centre.

Tantôt intimement liée au traumatisme par des conditions étiologiques mécaniques ou inflammatoires, tantôt dépendant exclusivement d'idiosyncrasies originelles ou accidentelles, cette carie s'accompagne le plus souvent d'altérations analogues à celles qui partent des tubercules vertébraux, altérations se caractérisant par une tuméfaction plus ou moins douloureuse d'un point du rachis, par la désorganisation successive ou simultanée des ligaments, des membranes synoviales, des cartilages, des os, en un mot de toutes les parties constitutives des articulations vertébrales, enfin par l'apparition d'abcès interminables, et conduisant presque toujours à une mort certaine.

Or, ces traits généraux mais fidèles du mal de Pott n'ont-ils pas les plus grands rapports avec ceux de la Tumeur Blanche, et n'est-on pas grandement en droit de dire que ces deux maladies se ressemblent au point qu'on peut les proclamer une seule et même affection, ne différant absolument que par le siége ? Et d'autant plus juste serait cette appréciation, qu'elle tendrait à simplifier les opérations de la nature malade, comme la physiologie contemporaine simplifie celles de la nature saine.

Des considérations analogues s'appliquent à la coxalgie

qui n'est autre chose que la Tumeur Blanche de l'articulation coxo-fémorale.

Ici encore l'affection mérite un haut degré d'attention,
à cause de l'importance de l'articulation ; à cause de la
structure particulière et du volume des os qui la composent ;
à cause enfin d'organes essentiellement actifs et vitaux
qui l'avoisinent.

Pourquoi cette affection porte-t-elle plus souvent sur
l'articulation coxo-fémorale gauche que sur celle du côté
opposé ?

Cette question difficile à résoudre d'une manière absolue,
ne peut recevoir qu'une réponse plus ou moins spécieuse.

Le décubitus latéral droit que nous regardons comme
essentiellement physiologique et généralisé, en maintenant
la hanche droite au point central et le mieux chauffé du
lit, tend naturellement à exposer la hanche gauche à
d'incessantes variations de température, quelquefois même
à de formels refroidissements.

De plus, les parties situées à gauche du plan médian
du corps, généralement moins développées que celles
du côté opposé, ne seraient-elles pas, en raison même de
leur nutrition, de leur vitalité amoindrie, plus accessibles
aux agents pathogéniques ?

VI.

CAUSES.

Causes externes, objectives : traumatisme, entorse. — Causes subjectives : rachitisme, scrofules, tubercules, syphilis, rhumatisme, scorbut, suppression d'un flux habituel, rougeole, variole, scarlatine. — Opinion de Graves sur l'influence des exanthèmes sur les affections articulaires ; opinion de M. Trousseau. — *Sympathies générales* des articulations dans les cachexies ; dans certaines maladies indépendantes de diathèse particulière ; dans certaines circonstances physiologiques.

L'étude des causes de la Tumeur Blanche est souverainement complexe. Elle a pour but, en effet, non-seulement d'apprécier la part qui revient, dans la production de cette maladie, à l'influence mécanique ou modificatrice du monde objectif, mais encore de rechercher les conditions subjectives capables d'en provoquer ou d'en favoriser la manifestation plus ou moins rapide.

Assurément les lésions organiques des articulations peuvent provenir d'une cause toute bornée, toute locale, de l'arthrite, du diastasis, de l'entorse surtout, que M. le médecin-inspecteur Baudens, dans un intéressant travail, regarde comme étant trois fois sur quatre l'occasion de dégénérescence articulaire et d'amputation de la jambe ; mais il n'en est pas moins vrai que le plus souvent elles dépendent exclusivement d'une diathèse constitutionnelle agissant spontanément, ou encore d'une action traumatique qui ne ferait que réveiller ou concentrer les tendances d'un vice général.

Le rachitisme porte trop directement sur la constitution osseuse pour ne point favoriser la Tumeur Blanche.

Quand le ramollissement qu'amène, dans le tissu osseux, une diminution de substance terreuse ou une surabondance relative de matière organique, se prononce au point de laisser se courber les os sous la seule action musculaire, n'est-il pas évident qu'un tel état de choses doit se prêter, on ne peut plus facilement, à toutes les lésions organiques ?

L'exagération des épiphyses des os rachitiques offre plus de surface et moins de résistance aux agents traumatiques. La diathèse scrofuleuse favorise l'action de ces agents par les fréquentes conditions de périostite, d'ostéite, de carie, de nécrose, qu'offrent les os spongieux en général, et particulièrement les os du carpe et du métacarpe, ceux du tarse, du métatarse, les corps de vertèbres, et enfin les extrémités des os longs.

La diathèse tuberculeuse, qu'avec raison on peut regarder comme l'apogée de la constitution scrofuleuse, possède l'influence la plus directe sur la Tumeur Blanche, par suite de la fréquente coïncidence, dans les extrémités ärticulaires des os, de tubercules dont nous avons vu plus haut les manières d'être particulières.

Bien que les symptômes de la syphilis constitutionnelle ne portent généralement que sur la diaphyse des os à l'état de périostose, d'exostose, de carie, de nécrose, on peut encore, surtout dans certains cas d'arthrite syphilitique, trouver les extrémités articulaires parfaitement disposées à subir les altérations de la Tumeur Blanche.

L'habitude rhumatismale, en modifiant la vitalité des tissus fibreux, peut aussi faire encourir aux articulations des chances nombreuses de désorganisation, soit par son influence seule, soit par l'addition d'autres conditions cachectiques ; car quelquefois les vices constitutionnels se compliquent les uns les autres, pour produire d'une manière plus inévitable leurs fâcheuses conséquences.

De son côté, le scorbut avec les altérations qu'il fait subir au liquide sanguin, à la nutrition générale et locale, pourrait être envisagé comme favorisant *à priori* la manifestation de la Tumeur Blanche, si on ne le voyait pas quelquefois formellement entraîner des dégérescénces articulaires et cartilagineuses, traitées à tort de complication coïncidente.

Enfin, il serait intéressant de savoir au juste quelle part d'influence peut exercer sur la Tumeur Blanche la supression brusque d'un flux habituel, la répercussion de la rougeole, de la variole, de la scarlatine.

Difficile à résoudre par des moyens concluants, cette

question ne peut reposer que sur des considérations conjecturales, alors surtout que les faits les plus significatifs se laissent quelquefois interpréter dans un sens de fortuite coïncidence.

Il semblerait cependant qu'un principe vicié, égaré dans l'organisme et en lutte avec l'économie, doive posséder une tendance marquée à se diriger vers des organes aussi actifs que les articulations.

M. Trousseau donne très avant dans ce sens en établissant comme règle que la scarlatine invite aux affections des membranes séreuses. La pleurite, la péricardite, l'hydro-péritonite sont, en effet, des accompagnements fréquents de la scarlatine.

Il en est de même des séreuses articulaires.

« Graves, dit M. Trousseau, avait entrevu le rhumatisme articulaire à la suite de la scarlatine ; mais il y a de longues années que nous avons pris à tâche d'insister sur ce fait. »

Or le rhumatisme articulaire, alors surtout qu'il coïncide avec quelque diathèse ne conduit-il pas très directement à la Tumeur Blanche ?

« C'est à la suite de la scarlatine, ajoute M. Trousseau, que l'on observe quelquefois le rhumatisme dans une de ses formes les plus terribles, nommée forme suppurative. Tout d'abord il ne s'agit que d'un rhumatisme simple ; puis, après quelque temps, les articulations deviennent douloureuses, une fièvre vive s'allume, le délire survient, des phénomènes ataxo-adynamiques se déclarent, et l'autopsie ne tarde pas à faire découvrir du pus dans les articulations et dans les gaînes tendineuses. »

En pénétrant plus avant dans cette voie, ne pourrait-on pas encore regarder comme tendant à produire la Tumeur Blanche d'autres affections telles que la phlébite, l'infection ou résorption purulente, la méningite, etc., lesquelles, par leurs abcès métastatiques, par la présence de pus dans les gaînes tendineuses et les cavités articulaires, dénotent une viciation générale en voie de localisation et que la marche rapidement mortelle de l'affection primitive ne laisse point arriver jusqu'à la dégénérescense articulaire?

Sans vouloir forcer les analogies, ne devrait-on pas poser en règle ce fait général que toute viciation portée à un haut degré d'intensité enlève le malade avant la localisation du principe viciateur tendant toujours vers les articulations; tandis que les viciations lentes, chroniques, arrivées à l'état constitutionnel, ont tout le loisir voulu pour se localiser et entraîner la désorganisation des jointures.

Au reste, les articulations ne trahissent pas seulement leurs sympathies dans les divers états cachectiques de l'économie. Certaines affections indépendantes de conditions de diathèse, certains états physiologiques même les décèlent avec évidence : ainsi tout le monde connaît l'influence subie par les jointures dans certaines affections du cœur; tout le monde sait encore combien souvent le coït, surtout quand il est immodérément exercé, s'accompagne de chaleur et de tension douloureuse dans les genoux et quelquefois dans les coudes.

VII.

NATURE.

Généralement mal déterminée, elle réside plutôt dans les conditions générales du malade que dans les conditions locales de la maladie. — La Tumeur Blanche plus rationnellement placée dans le cadre de la pathologie médicale que dans celui de la pathologie chirurgicale.

En synthétisant les considérations qui précèdent et en rapprochant un instant les matériaux les plus essentiels de l'examen que nous venons de faire, on arrive logiquement à une série de déductions dont il est aussi intéressant qu'important de suivre les applications pratiques, jusqu'à un certain point négligées, sinon méconnues.

Et tout d'abord l'origine et la nature intime des lésions articulaires organiques, ces éléments si mobiles de la question, semblent vouloir se présenter sous un jour plus clair et presque nouveau.

En effet, il devient dès à présent facile de voir que la

grande divergence d'opinions que l'on rencontre dans le monde médico-chirurgical sur ces deux termes de la question, est moins le résultat de l'instabilité des éléments qui les constituent, que celui des préoccupations particulières à travers lesquelles les observateurs les envisagent habituellement, préoccupations tendant à faire provenir l'erreur moins de l'absence du vrai que de l'exagération de la vérité elle-même.

Or, longtemps la chirurgie n'a voulu voir dans la Tumeur Blanche que les conséquences du traumatisme, pour en faire une exclusive dépendance de la pathologie externe. Par là elle contestait généralement à la médecine le droit d'intervention, malgré les justes objections de celle-ci, qui s'efforçait de proclamer, par de là les conditions chirurgicales de la lésion, l'existence d'éléments essentiellement internes, subjectifs, pouvant seuls décider en dernier ressort.

Réduit à de justes et sévères proportions, le débat, malgré ce que l'une et l'autre réclamation peuvent avoir de spécieux, exige une réciproque concession, afin de s'entendre silencieusement sur la valeur relative des prétentions.

Forte de la question de temps et de passé, la chirurgie s'appuie sur ces faits que, résultant souvent d'une action mécanique, la Tumeur Blanche, en tant qu'effet d'une cause externe, ne peut pas ne pas tenir de la nature même de sa cause efficiente; que, d'autre part, la situation périphérique des articulations, ainsi que leur traitement

manuel en font une spécialité thérapeutique distincte ;
enfin que la fréquente intervention de l'instrument tran-
chant, comme ressource ultime, ne peut laisser subsister
le moindre doute sur la nature essentiellement chirurgicale
de la lésion.

Aux yeux de la médecine, au contraire, la question ne
peut pas être définitivement tranchée sans l'examen
comparatif des circonstances négatives et positives déter-
minant la valeur relative des arguments respectifs.

En effet, dit-elle, avec raison, les conditions de traumatisme les mieux assorties demeurant souvent inefficace,
alors que la moindre action mécanique suffit pour la
provoquer, la Tumeur Blanche ne peut pas se passer de
l'intervention directe d'un élément essentiellement subjectif, dont l'action s'exerce en dehors de toute espèce
d'influence chirurgicale et émane directement de l'importante question des idiosyncrasies. En second lieu, la
médecine prétend subvenir souvent, avec les seules
ressources de sa thérapeutique, à toutes les exigences de
la lésion, tandis qu'il n'est que trop reconnu que l'emploi
isolé des moyens chirurgicaux ne peut que difficilement
conjurer l'alternative sérieuse d'une mutilation ou d'une
issue fatale. Enfin, ne voit-on pas fréquemment des
dégénérescences articulaires être engendrées par un état
morbide interne, et des apparences chirurgicales soudainement tomber sous le jour d'une coïncidence, plutôt
d'une étiologie viscérale ou constitutionnelle d'abord
méconnue ?

Réduite à ces termes, la question semble suffisamment élucidée pour être convenablement appréciée et jugée.

Ainsi, tout en considérant que la médecine et la chirurgie se doivent de réciproques concessions, un mutuel appui, et que l'on pourrait amiablement clore le débat en proclamant que l'une et l'autre fournissent d'importants éléments à la Tumeur Blanche devenue, en quelque sorte, une lésion mixte, il faut hautement reconnaître que, dans la situation, le rôle chirurgical subordonné qu'il est, en ses conditions tant étiologiques que thérapeutiques, au milieu médical, ne peut s'exercer que d'une manière relative, subordonnée, qui ne laisse pas que d'établir définitivement et irrévocablement la prépondérance médicale.

C'est au point de vue particulier de ce résultat que ce travail traite l'histoire de la Tumeur Blanche, pour légitimer le titre qu'il s'est imposé.

Ainsi la Tumeur Blanche ne ferait que rentrer dans les conditions naturelles, logiques d'un grand nombre d'autres affections médicales, telles que le cancer, l'ascite, l'ovarite, la pleurite, l'angine couenneuse, certaines lésions du cerveau, du foie, de l'utérus, lesquelles pour réclamer souvent et directement l'intervention de moyens chirurgicaux, n'en sont pas moins des affections appartenant en réalité à la pathologie médicale.

VIII.

PRONOSTIC.

Il diffère suivant que la maladie dépend ou non de conditions
de diathèse. — Gravité de la lésion en rapport avec l'importance de l'articulation malade et la nature particulière de la
cachexie. — Loi générale du pronostic, sa formule.

Personne ne contestera l'extrême gravité du pronostic
de la Tumeur Blanche, placée dans les conditions que
nous venons d'étudier.

Outre la longueur de sa durée et les nombreuses
péripéties qu'elle doit subir, la maladie ne peut offrir,
qu'elle qu'en soit la terminaison, qu'une sombre per-
spective.

En effet, il ne peut arriver que de trois choses l'une :
ou bien la maladie, spontanément ou sous l'influence des
agents thérapeutiques, arrêtera tout-à-coup ses ravages
pour enchaîner l'articulation dans une éternelle immobilité; ou bien le travail désorganisateur, progressant de
plus en plus, aboutira à une altération tellement profonde
des tissus, que les éléments viciateurs, portés au loin
dans l'économie, amèneront infailliblement la mort par
une fièvre hectique; ou bien enfin la nécessité d'une
opération aux chances incertaines.

Or, l'ankylose, l'amputation ou la mort ne doivent-elles pas inspirer les plus sérieuses, les plus profondes appréhensions?

Après ces graves considérations de terminaison, le pronostic de la Tumeur Blanche se préoccupe à juste titre de la question de siége et de diathèse.

La Tumeur Blanche des articulations vertébrales est, sans contredit, la plus grave de toutes.

Là en effet, tout semble conspirer contre le malade et contre le médecin : le tissu particulier des vertèbres qui favorise activement l'extension du mal ; le voisinage de la moëlle épinière directement menacée ; enfin la situation profonde de la lésion inaccessible, pour ainsi dire, aux agents thérapeutiques et à la médecine opératoire, telles sont les considérations qui déterminent le danger trop réel de la Tumeur Blanche de cette importante région.

La coxalgie, mortelle le plus souvent, estropie presque toujours gravement, quand elle n'aboutit pas à un fatal dénoûment. Jamais les traces qu'elle laisse après elle ne restent limitées à la région malade : des déformations rachidiennes commandées par des exigences statiques et dynamiques suivent toujours les déviations du bassin, pour détruire, d'une manière plus ou moins complète, la rectitude de l'axe sacro-rachidien et troubler la marche par une pénible claudication.

Dans les autres régions, la gravité de l'affection varie suivant les conditions de siége et la règle du pronostic se formule ainsi : *la gravité de la Tumeur Blanche est en raison directe du volume de l'articulation malade, et en raison inverse de sa distance du tronc.*

Enfin, quant aux considérations de diathèse, la Tumeur Blanche étant habituellement la manifestation périphérique et tangible d'un état constitutionnel, d'une viciation centrale plus ou moins subtile, il demeure évident que la nature même de ce principe latent, que ses conditions de malignité ou de ténacité, doivent décider de toute l'importance de la situation pathologique qu'elles réalisent.

IX.

TRAITEMENT.

Conditions de curabilité de la Tumeur Blanche. — Valeur de la guérison. — Plan général de traitement.— *Médication locale :* Cas où elle est indiquée. — Anti-phlogistiques , narcotiques, résolutifs, revulsifs, cautérisation, moxas.— Hydrothérapie.— Electricité. — *Médication générale :* Narcotiques, stimulants ; altérants : mercuriaux, iode et dérivés, phosphate de chaux, brôme, baryte, toniques.— Hydrothérapie et électricité, comme moyens de traitement général. — *Médication mixte :* Elle est le plus généralement indiquée ; ses avantages particuliers. — Abcès; doivent-ils s'ouvrir spontanément, ou faut-il les ouvrir artificiellement ? Médecine opératoire; amputation ; son temps d'élection.

Le traitement de la Tumeur Blanche soulève naturellement la question préalable de sa curabilité ; car, si la thérapeutique devait demeurer impuissante en face d'une aussi grave lésion, à quoi bon venir étaler les trompeuses ressources d'une médication mensongère ?

D'après quelques praticiens distingués, les lésions organiques des articulations doivent être regardées comme entièrement réfractaires à nos agents pharmaceutiques ; d'après d'autres, au contraire, elles seraient accessibles à nos moyens de traitement et susceptibles de guérison.

Placé entre deux points de vue aussi extrêmes, quel parti prendra le praticien consciencieux ?

En vérité, il peut très-bien se faire que des lésions chroniques, plus ou moins voisines de la Tumeur Blanche, soient traitées pour des lésions organiques confirmées, et que leur guérison procure à des praticiens trop faciles le bénéfice d'un succès sans contrôle, il peut même arriver que des soins éclairés préviennent une mort plus ou moins prochaine, ou une opération toujours grave, en conjurant ce que des lésions organiques dûment constatées ont de danger imminent, pour amener dans l'articulation un état nouveau ne compromettant plus que le seul fonctionnement de l'organe.

Mais des erreurs d'un diagnostic défectueux ou de la conversion d'une maladie mortelle en une enkylose qui frappe le membre de nullité, il y a encore bien loin jusqu'à la guérison, laquelle doit être le retour *intégral* de la partie malade à son état normal.

La question se réduit donc à une distinction importante

à faire sur le sens du mot *guérison* appliqué à la Tumeur Blanche, ainsi que sur les conditions de fréquence ou de rareté dans lesquelles se réalise cette terminaison.

Ces divers points ont été régulièrement traités à l'article *Terminaison de la Tumeur Blanche*, où nous avons vu l'impossibilité absolue d'un retour *complet* de l'articulation à son fonctionnement primitif, ainsi que la rareté de la terminaison par l'ankylose, qui n'est qu'une maladie, qu'une infirmité moins sérieuse substituée à une maladie plus grave.

Or, s'il est vrai que, dans certains cas, un état constitutionnel maintenu à l'abri de toute influence consécutive, ou heureusement modifié dans ses conditions cachectiques, a permis à quelques malades, nous ne dirons pas de guérir, mais de se dérober aux conséquences les plus fâcheuses de la maladie, il est utile d'étudier les moyens qui ont abouti à d'aussi notables résultats, pour en tenter toujours l'application préalable.

Cependant, avant d'entrer dans cet examen, il est indispensable d'établir un plan général de traitement, afin d'apprécier, chemin faisant, la place naturelle ainsi que la portée de chaque agent thérapeutique.

Comme nous l'avons déjà fait entrevoir, la maladie ne peut se présenter que dans trois conditions principales.

D'abord, *mais rarement*, elle semble vouloir se montrer indépendante de toute filiation constitutionnelle, pour ne rien devoir qu'aux seules conditions locales d'un état phlegmasique initial. D'autres fois, sans préoccupation de siége ni de lieu, elle ne fait qu'obéir passivement à l'impulsion morbide d'un tempérament originellement ou accidentellement vicié. Enfin, le plus souvent, tenant à la fois de l'une et de l'autre de ces deux origines, elle ne devient que la fixation localement provoquée d'un vice général plus ou moins latent.

Ce n'est donc que dans une de ces trois directions que pourra s'engager le praticien sagace, après s'être convenablement orienté, et avec des moyens qui varieront suivant qu'il aura à combattre, soit un état local, soit un état général, soit enfin un état mixte.

I. **MÉDICATION LOCALE.** — Cas où elle est indiquée. — Antiphlogistiques, narcotiques, résolutifs, revulsifs, cautérisation, moxas. — Hydrothérapie. — Electricité.

Dans le premier sens, on rencontre une série illimitée de moyens, qui peuvent se résumer dans les divers groupes que nous allons successivement examiner.

Les *antiphlogistiques* s'emploient quand il existe des conditions inflammatoires initiales ou réactionnelles, se traduisant par une chaleur brûlante, une douleur contusive, un gonflement rapidement progressif.

Mais c'est avec la plus grande parcimonie possible qu'il faut avoir recours à ces moyens, en songeant que, par delà les symptômes inflammatoires, se trouvent des éléments en voie de désorganisation, auxquels il faut bien se garder d'enlever un faible reste de vitalité.

Les applications narcotiques et émollientes, tout en possédant une grande partie des avantages des antiphlogistiques, n'en présentent point les inconvénients.

Résolutifs. — Des nombreux agents employés dans le but d'obtenir la résolution du mal, aucun ne peut rivaliser d'efficacité avec les frictions mercurielles.

La manière d'en user n'est pas, à beaucoup près, indifférente. On doit les faire avec de faibles quantités de pommade, proportionnant leur nombre et leur durée au degré de chronicité de la tumeur, c'est-à-dire de façon à ne jamais trop énergiquement réveiller les phénomènes réactionnels.

La pommade hydriodatée, employée de la même manière, peut remplacer la pommade mercurielle ; quelquefois on y ajoute quelques centigrammes de chlorhydrate de morphine ou d'extrait de belladone.

La pommade stibiée agit plutôt comme révulsive que comme résolutive.

C'est probablement dans des vues de résolution que l'on a conseillé les douches chaudes, les douches alcalines ou sulfureuses, si justement efficaces, et dont les règles sont subordonnées aux mêmes circonstances de chronicité et de réaction que les frictions mercurielles.

Nous sommes particulièrement convaincu de l'efficacité remarquable des douches chaudes, par suite de quelques expériences personnelles faites aux eaux de Bourbonne.

Nous avons dûment constaté qu'une colonne mobile de liquide à un certain degré de température, dirigée sur les tissus organiques, y développe, par une sorte de percussion, de frémissement continu, non-seulement des effets mécaniques salutaires, mais encore des phénomènes électriques d'une efficacité en rapport avec les conditions chimiques du liquide employé.

Révulsifs, Cautérisation. — Depuis le vésicatoire volant jusqu'au fer rouge, la médication révulsive compte des moyens progressivement gradués et répondant à peu près à tous les états de la maladie.

Les vésicatoires, autrefois trop parcimonieusement appliqués, demandent à être largement étendus sur la surface de la tumeur.

Leur action, d'abord résolutive, ne tarde pas à devenir profondément révulsive, si elle est suffisamment prolongée.

Le séton, généralement oublié aujourd'hui dans le traitement de la Tumeur Blanche, ne possède pas une efficacité suffisante pour compenser l'inconvénient d'une chance nouvelle d'irritation ou de mortification.

Les moxas, employés quelquefois en très grand nombre et à diverses époques de la maladie, ont eu leur temps de vogue; ils agissent aussi profondément que possible, mais est-ce bien réellement dans un sens régénérateur?

Quelques praticiens, se félicitant de l'emploi du fer rouge, s'en servent souvent, et de la manière la plus diverse. C'est aussi un moyen d'une portée profonde, dont l'incontestable efficacité, en certaines circonstances, peut tenir autant d'une action galvanique que de l'influence du calorique.

Un moyen de cautérisation que nous avons employé avec succès avant de l'avoir vu signaler ultérieurement, c'est le nitrate d'argent largement et souvent promené sur la tumeur.

Il s'agissait d'une tumeur blanche de l'articulation métacarpo-phalangienne de l'index droit, chez une femme de quarante-cinq à cinquante ans.

La désorganisation, fort avancée, avait compromis toute la main, devenue d'un volume très considérable.

La malade avait plusieurs fois refusé l'amputation de l'avant-bras quand elle réclama nos soins.

Trois fois par jour d'abord, puis deux, puis seulement une, nous lui cautérisâmes largement les parties malades avec la pierre infernale.

L'action modificatrice de cet agent fut tellement rapide et profonde, que quelques semaines suffirent pour faire disparaître tout vestige de désorganisation et ramener la main à son volume normal et à ses fonctions habituelles; il ne resta qu'une ankylose incomplète de l'articulation primitivement affectée.

Dans cette occurrence, l'azotate d'argent n'a-t-il pas plutôt agi comme modificateur spécial que comme caustique?

Les pommades de nitrate d'argent de M. Jobert de Lamballe, doivent donc jouir de propriétés curatives

réelles ; seulement nous croyons, malgré le rôle particulier attribué à l'éruption consécutive à leur emploi,
que l'azotate d'argent brut devra leur être préféré
chaque fois que les conditions d'inflammation et de volume articulaire le permettront.

Hydrothérapie. — Employées par un grand nombre de
praticiens distingués dans le traitement des lésions articulaires, les irrigations et applications d'eau froide ont,
à diverses reprises, élevé leurs prétentions jusqu'à vouloir
à elles seules constituer toute la thérapeutique de la
Tumeur Blanche.

Tout en reconnaissant à l'eau froide d'incontestables
propriétés antiphlogistiques et sédatives, nous ne pouvons
admettre que son emploi local puisse obtenir plus qu'une
atténuation simple et momentanée des accidents locaux
qui, du reste, ne sauraient cesser de demeurer sous la
dépendance d'une impulsion morbide générale et difficile
à atteindre par des moyens aussi limités.

Toutefois, il pourrait ne pas en être de même des procédés et moyens hydrothérapiques généraux, des diverses
douches froides générales, que M. L. Fleury regarde
comme résolutives, *reconstitutives*, et dont nous exami-
nerons de plus près le mode d'action dans la médication
générale de la Tumeur Blanche. *

---

* Malgré le juste discrédit dont, pendant longtemps, est restée
frappée la médication hydrothérapique, on doit à un homme de
la valeur de M. Fleury, de réfléchir un instant quand on l'entend
dire : « Depuis dix ans, je me suis imposé le devoir pénible,
fatigant, tyrannique, de doucher moi-même tous les malades traités

Electricité. — Tout au plus applicable à de rares cas d'arthrite chronique ou d'engorgements articulaires indolents, l'*électrisation locale*, même mollement appliquée, est non-seulement inusitée, mais encore formellement contre-indiqué dans le traitement de la Tumeur Blanche.

Contrairement à ce qui a lieu pour d'autres agents dont les effets varient suivant le mode particulier d'application,

à Bellevue, et je lui ai fait de nombreux sacrifices de patience, de temps, de relations sociales ; on doit comprendre par conséquent que j'ai dû le considérer comme impérieusement dicté par l'intérêt des malades et par les exigences de la médication. C'est, en effet, à l'accomplissement de cette obligation volontaire que je dois d'avoir pu élever l'hydrothérapie à la hauteur d'une médication scientifique et raisonnée, de n'avoir eu aucun accident à déplorer, d'avoir compté presqu'autant de succès que de malades. »— *Traité pratique et raisonné d'hydrothérapie*, 2ᵉ édition, page 178.

M. L. Fleury savait, du reste, à quoi l'exposait son entreprise hardie : « J'entreprenais, dit-il dans la préface de son traité, une tâche plus difficile que celle qui consiste à faire prévaloir une idée *nouvelle.* J'entreprenais de réhabiliter, en la transformant, une médication tombée des mains d'un empirisme ignorant et brutal, mais du moins respectable, aux mains d'un charlatanisme mercantile ; une médication ridiculisée par ses excès, par ses excentricités, par l'ignorance de ses exploiteurs ; condamnée par les Académie et par les Facultés ; tenue en légitime suspicion par les hommes les plus éclairés et les plus impartiaux, malgré l'appui que lui prêtaient deux médecins non moins distingués qu'honorables, MM. Scoutetten et Schedel, appui d'ailleurs plein de restrictions, de réserves, et auquel manquait l'autorité de l'expérience et de la pratique, les ouvrages de ces auteurs n'étant qu'un exposé et une appréciation théorique des errements systématiques de Priessnitz. Pour tenter une pareille entreprise, il fallait une conviction profonde, un courage préparé aux luttes les plus ardentes, et une position scientifique solidement assise sur un important traité de médecine devenu classique, et sur un titre d'agrégé de la Faculté de Paris loyalement obtenu au concours. »

l'action toujours identique, toujours stimulante de l'électricité réalise de nombreuses chances d'inflammation aux tissus doués de la moindre prédisposition phlegmasique, et, portant sur les parties les plus profondes des organes, ne saurait être assez sûrement mesurée.

Cette appréciation nous paraît d'autant plus fondée, qu'il y a peu de temps, nous avons dû intervenir dans le traitement d'un cas de Tumeur Blanche coxo-fémorale ancienne, arrivée à un état voisin de la guérison, et qui s'était soudainement réveillée, avec un appareil symptômatique on ne peut plus compromettant, sous l'influence de l'électrisation directe employée dans le but de faire disparaître un peu de gêne existant dans les mouvements du membre pelvien.

M, Bonnet, de Lyon, semble plus favorable au traitement local des affections organiques des jointures par l'électricité.

« L'excitation que produit l'électricité, dit-il, — *Traité thérapeutique des maladies articulaires*, *page 277*, — a conduit quelques praticiens à en faire usage dans les Tumeurs Blanches; on peut en espérer des résultats; mais aucune observation pratique ne permet encore d'en apprécier la valeur. »

L'assertion et l'espoir émis par l'éminent praticien de Lyon s'évanouissent, non pas devant notre modeste expérience, mais devant les résultats obtenus par un observateur sûr et compétent, par M. le baron H. Larrey, car, dans une récente entrevue, notre ancien et digne maître, approuvant notre sentiment, nous a formellement déclaré que les études qu'il avait entreprises sur ce sujet avec M. Duchenne, de Boulogne, l'avaient constamment conduit à des conclusions négatives.

Malgré son importance, il faut poser en principe l'inefficacité du traitement local de la Tumeur Blanche isolément appliqué.

Ce que fera de plus rationnel le praticien attentif pour calmer d'inévitables préoccupations en face d'une lésion qui ne fait que suivre une irrésistible impulsion morbide, ce sera de donner à l'articulation une position telle, que les fonctions du membre ne soient compromises que le moins possible, dans le cas où la désorganisation viendrait à s'arrêter. L'extension et la flexion convenablement combinées pour éviter la mutuelle pression des surfaces articulaires; l'application des gouttières en fil de fer de M. Bonnet; dans quelques cas rares une compression méthodique, tels sont les moyens capables de satisfaire à cette indication.

Les procédés mécaniques usités varient, du reste, suivant la région qu'occupe l'affection : aux membres, la compression sera aussi simple que facile, tandis que dans les lésions articulaires des vertèbres, il sera plus opportun d'insister particulièrement sur l'immobilité prolongée et sur le redressement lent de l'incurvation rachidienne.

II. MÉDICATION GÉNÉRALE. — Narcotiques, stimulants; allé-
rants : mercuriaux, iode et dérivés, phosphate de chaux, brôme,
baryte.— Toniques.— Hydrothérapie et électricité, comme moyens de traitement général.

La seconde partie de notre plan thérapeutique comprend
des agents dont l'action s'étend sur l'économie tout entière ;
ce sont principalement les narcotiques, les stimulants,
les altérants, et les toniques.

Les *narcotiques* sont employés quand le travail de
désorganisation affecte une marche trop rapide, ou réagit
trop énergiquement sur l'économie.

Les solanées vireuses, les préparations d'aconit, de
phellandrie, s'administrent volontiers dans les mêmes
circonstances, et peuvent quelquefois prévenir l'imminence de l'infection purulente.

Les *stimulants* entrent dans le traitement de la Tumeur
Blanche, lorsque la maladie suit une marche essentiellement chronique et ralentit les fonctions principales de
l'économie.

Les stimulants généralement préférés sont : les préparations de goudron, de térébenthine, de frêne, de noyer,
d'arnica, d'acide nitrique.

Il est certain que l'indication des stimulants n'est pas
celle qui se présente le plus rarement.

Quelques-uns des agents de cette catégorie tels que les

préparations de frêne, de noyer, semblent jouir d'une efficacité particulière et réclament quelques commentaires.

Frêne. — Il y a quelques années, l'Académie de Médecine — séance du 23 mai 1854 — a reçu d'un praticien de la Dordogne une note sur l'emploi des feuilles de frêne contre la Tumeur Blanche d'une nature rhumatismale et goutteuse.

Tout le monde sait qu'avant la découverte du quinquina, l'écorce de frêne, amère et astringente, était employée comme fébrifuge ; que les feuilles de ce végétal, à la dose de 20 à 30 grammes, sont purgatives comme la manne qui est le produit d'une variété de frêne ; enfin que, depuis longtemps, on vante très-haut les propriétés anti-goutteuses et anti-rhumatismales des feuilles de cet arbre.

Sans vouloir méconnaître ce que ce moyen peut réaliser d'avantages dans le traitement de certaines lésions articulaires, nous ne pensons pas qu'il soit de nature à offrir à la Tumeur Blanche confirmée une ressource exclusive, absolue. Nous voyons dans le décocté léger de feuilles de frêne une préparation stimulante et tonique capable de favoriser, mais non de remplacer l'action d'agents plus directs, plus significatifs.

Noyer. — On a passablement exalté, dans ces derniers temps, les propriétés des feuilles de noyer, ainsi que leurs préparations dans le traitement des affections scrofuleuses et rachitiques.

M. Négrier, dans un remarquable travail qu'il a publié

sur l'emploi de ces préparations, — *Du traitement des affections scrofuleuses par les préparations de noyer* — les recommande à toutes les périodes de cette cachexie. Ce que nous en avons personnellement retiré de résultats heureux, nous les fait favorablement juger dans le traitement de la Tumeur Blanche scrofuleuse, alors surtout que la propriété qu'elles possèdent d'exalter l'activité organique est secondée par l'action complémentaire et seule décisive d'éléments nutritifs convenablement coordonnés.

Les *altérants* fournissent les agents les plus accrédités et le plus généralement employés, car parmi eux se trouvent les plus grands modificateurs de l'économie.

Mercuriaux. — Outre l'absorption du mercure appliqué extérieurement à l'état de pommade, on peut encore administrer ce métal à l'intérieur et sous différentes formes.

Le *calomel*, généralement préféré, jouit d'une grande vogue en Irlande et en Angleterre, où on l'associe souvent, à la dose de 0,5 à 1,0 gramme par jour, à 0,15 d'opium.

Il peut quelquefois combattre ou ralentir la résorption purulente à son début; mais les purgatifs, les stimulants en général, et l'arnica en particulier, agiront mieux dans ce sens.

Les autres préparations mercurielles s'administrent surtout quand on a lieu de soupçonner la présence de quelque vice syphilitique.

Iode. — L'iode s'emploie sous toutes les formes et dans toutes les combinaisons.

Tout récemment, un praticien de haut mérite a imaginé de plonger les malades chez lesquels il entrevoyait la diathèse tuberculeuse dans une atmosphère constamment chargée de vapeurs d'iode ; il faisait en même temps appliquer la teinture d'iode sur les parties tuméfiées , ou l'employait en injections dans les foyers purulents préalablement vidés.

Iodure de potassium. — Loin d'attribuer à la seule temporisation les résultats heureux que quelques praticiens contestent à l'iodure de potassium , il faut regarder cet agent comme une merveilleuse ressource dans certaines occasions convenablement choisies.

Dans les tumeurs blanches du rachis , surtout, il est d'un emploi heureux pour modifier les conditions morbides des vertèbres , et , pour peu qu'on administre en même temps le phosphate de chaux, qui rend à ces os les éléments calcaires qui leur font défaut , le traitement du mal de Pott devient on ne peut plus complet.

D'autre part , l'iodure de potassium a ses contre-indications , qu'il faut savoir démêler, et qui , négligées , tournent en motifs de reproches contre ce précieux moyen.

Phosphate de chaux. — A côté de l'iodure de potassium, nous aimons à placer le phosphate de chaux, à cause de la convenance de l'administration simultanée de ces deux agents, dans certains cas déterminés. Cette substance se prescrit tantôt à l'état de phosphate ordinaire des pharmacies, tantôt à l'état d'os frais rapés. Dans ce dernier cas, il se prend aux repas, dans le potage.

Il y a peu de temps, dans un hôpital d'Allemagne, le phosphate de chaux a été l'objet d'une série d'expériences, afin d'être sérieusement contrôlé dans ses effets thérapeutiques. Il a été constaté que loin de réaliser des avantages, cette préparation a constamment procuré à la maladie un certain dégré d'aggravation.

Toutefois ce qu'il ne faut pas perdre de vue, c'est que l'expérimentation a porté sur une catégorie particulière de malades, sur de jeunes enfants scrofuleux, rachitiques. Or la physiologie et la pathologie de l'enfance nous apprennent que cet âge réalise des conditions si spéciales que la plupart des agents chimiques sont loin d'y rencontrer un milieu suffisamment approprié aux transformations moléculaires et atomiques. La texture et le fonctionnement des organes de l'enfant étant d'une délicatesse aussi extrême, que peut un grossier agent minéral là où tout au plus agissent les subtils éléments d'une alimentation liquide? Et si, comme du reste le prouve M. Trousseau, il suffit d'une alimentation non en rapport avec l'âge de l'enfant pour engendrer le rachitisme, que peuvent devenir de pauvres petits malades saturés, pendant des mois entiers, de phosphate de chaux?

Nous ne pensons donc pas que ces expériences inopportunes et forcément négatives puissent condamner sans appel un agent que nous avons vu réussir dans la seconde enfance, et chez les adultes.

Le *Brôme* et ses dérivés peuvent remplacer quelquefois les préparations iodurées, et rendre de grands services dans les cas où la Tumeur Blanche procéderait d'un vice scrofuleux.

Antimoniaux — L'émétique, utilement administré dans l'arthrite, ne saurait convenir à la Tumeur Blanche, à moins qu'elle ne s'accompagne de phénomènes réactionnels ou inflammatoires marqués ; alors pourraient s'employer tous les contro-stimulants en général, ainsi que la vératrine, récemment préconisée.

Baryte. — Un praticien de Marseille, M. Pirondi, — *De la Tumeur Blanche du genou et de la manière de la guérir spécialement par le muriate de baryte*, — se prononce de la manière la plus significative en faveur de l'emploi du chlorhydrate de baryte dont il prouve l'efficacité spéciale par de nombreux, de remarquables faits de guérison.

Depuis bien des années, il est vrai, on vante le chlorhydrate de baryte comme anti-scrofuleux.

Or, les rapports intimes qui lient la Tumeur Blanche à la cachexie scrofuleuse dont elle dépend si souvent, sont de nature à conduire directement un esprit attentif à l'emploi d'un moyen dont l'action s'adressant à une diathèse déterminée, doit conséquemment en atteindre les manifestations diverses : c'est du reste logiquement agir sur la cause pour modifier l'effet.

En se renfermant dans ces conditions, on comprendra facilement le sens des succès du praticien de Marseille,

bien qu'ils soient en opposition avec les conclusions de
M. Lisfranc et de M. Velpeau, lesquels n'ont retiré du
composé barytique que des résultats négatifs.

Comment expliquer cette contradiction frappante résultant d'une double expérimentation indubitablement ex-
empte de toute suspicion et démontrant que non-seulement, à Paris, les malades ne guérissent pas, mais encore
qu'ils éprouvent des symptômes d'empoisonnement avec
le muriate de baryte à la dose de deux grammes et demi,
seulement, alors qu'à Marseille il est porté jusqu'à huit
grammes.

Pour des observateurs que des exigences personnelles
ou locales ne confinent point dans un étroit et invariable
rayon d'observation ; pour les praticiens familiarisés avec
ce qui se passe sous des latitudes variées, il est constant
que l'action de certains agents pharmaceutiques, loin
d'être la même partout, varie au contraire, au gré de
nombreuses conditions topographiques et géographiques.
En effet, non-seulement les médicaments agissent autrement dans les pays chauds que dans les régions froides ;
mais encore, dans une même contrée, leurs effets varient
suivant l'altitude et la constitution atmosphérique des
lieux, suivant l'éloignement ou la proximité de la mer.

Notre séjour sur les côtes de l'Océan nous met à même
de faire, dans ce dernier sens, de curieuses études qui
nous offrent un double intérêt de spontanéité et d'actualité.

Certains physiciens et chimistes disent que les dissolutions salines, loin de céder à l'air leurs éléments minéraux avec les parties aqueuses enlevées par l'évaporation spontanée, se concentrent peu à peu, jusqu'au moment où les molécules solides se sont toutes réunies par précipitation ou par cristallisation.

Nous croyons formellement, à l'encontre de cette assertion, que l'évaporation, alors surtout qu'elle coïncide avec l'agitation simultanée de l'air et du liquide, enlève toujours à ce dernier une partie plus ou moins notable des éléments qu'il tient en dissolution, de telle façon que l'atmosphère des localités baignées par la mer est toujours richement pourvue de molécules salines, ce que prouvent, du reste, la facilité avec laquelle s'y oxydent certains métaux, l'impossibilité d'y cultiver certaines espèces végétales, et enfin la sapidité caractéristique des lèvres, de la figure, des mains, après une promenade le long de la côte. De plus, que pendant un certain temps les vents proviennent du large, il ne tardera pas à se manifester, surtout chez les sujets incomplètement acclimatés, des symptômes d'embarras gastrique ; quelquefois même on éprouve en petit ce qui se passe en grand quand on navigue, c'est-à-dire en quelque sorte un diminutif du mal de mer. Que soudain les conditions aérodynamiques viennent à changer et que le vent soufle du continent, il se fera aussitôt un revirement salutaire dans l'état sanitaire général.

Il devient donc facile à comprendre que les voies digestives ainsi influencées et que l'économie ainsi saturée d'éléments salins, doivent considérablement modifier la question d'absorption, par suite, l'effet classique des substances médicamenteuses, lesquelles forcément réclameront, en de telles conjonctures, une préoccupation spéciale et un formulaire à part.

Aussi n'est-ce que depuis que nous nous sommes ouvert cette voie d'explications qu'il nous semble entrevoir la raison pour laquelle, entre autres affections, la syphilis, généralement plus rebelle à Lorient et dans les autres villes maritimes, exige dans l'administration de son spécifique d'indispensables modifications de doses et d'adjuvants.

Qu'il soit donc tenu un compte sérieux des variations que nous signalons ici, et qu'il soit formellement admis qu'un même agent simultanément expérimenté à Paris et à Marseille puisse agir d'une manière toute différente et en rapport avec des conditions locales et ambiantes quelquefois opposées.

Toniques. — Il est facile d'entrevoir la portée de la médication tonique appliquée à une affection qui s'adresse aussi directement aux ressources de l'organisme pour en menacer le foyer.

L'heureuse influence des agents de reconstitution est aussi marquée dans les conditions anémiques consécutives à la Tumeur Blanche que dans les conditions cachectiques qui la précèdent ou l'accompagnent ; et aujourd'hui que le règne des préparations ferrugineuses est revenu, il est grandement utile de l'étendre jusqu'aux lésions organiques des articulations.

Le fer, à l'état de métal, de protoxyde, ou, mieux encore, uni à un acide organique, réalise assurément toutes les conditions de reconstitution désirables ; cependant, il n'est pas de préparation aussi efficace que l'iodure de fer, pour lequel nos quelques succès nous imposent une haute estime. C'est assurément le modificateur constitutionnel par excellence, dans toutes les circonstances dominées par un vice général.

Quand, dans certaines occasions pressantes, il s'agit de retirer des préparations martiales une action aussi prompte qu'assurée, c'est au fer réduit par l'hydrogène qu'il faut recourir, en l'administrant suivant les règles posées par M. Quévenne dans son remarquable *Mémoire sur l'action physiologique et thérapeutique des ferrugineux.*

« Parmi les préparations ferrugineuses essayées, dit ce savant et patient expérimentateur, celle qui introduit le plus de fer à l'état de dissolution dans le suc gastrique, pour un poids donné, est le fer réduit par l'hydrogène. » — *Page 319* *.

* Table des équivalents physiologiques ou quantités comparatives de fer introduites dans le suc gastrique par diverses préparations martiales.— Pour 0,50 de chaque produit expérimenté, et pour 100 grammes de suc gastrique :

1° Fer réduit................	0,051,2
2° Limaille de fer................	0.035,9
3° Oxide noir................	0,032,6
4° Protosulfate de fer............	0,028,4
5° Persulfate de fer................	0,023,4

Les toniques radicaux, le quinquina, les amers exer•cent également une heureuse influence sur l'état cachectique qui accompagne la Tumeur Blanche, et demandent à être administrés dans certaines occasions que le praticien saura facilement discerner.

L'indication des préparations de quinquina ne se satisfait pas indifféremment avec toutes les espèces d'écorce, lesquelles diffèrent autant par leurs propriétés thérapeutiques intimes que par leur *faciès*.

En effet, les divers principes actifs du quinquina se trouvant très-inégalement répartis dans les différentes variétés d'écorce ; de plus, de ces principes les uns étant essentiellement hyposthéniques, tandis que les autres sont puissamment toniques, il est d'une très haute importance de faire un choix judicieux, afin de ne pas ajouter aux conditions adynamiques tout en cherchant à les combattre.

Il est donc tout-à-fait indispensable d'être familiarisé avec les notions actuelles de quinologie pour pouvoir agir toujours avec connaissance de cause dans l'emploi d'un moyen complexe et de plus en plus usité que la pratique est heureuse de rencontrer dans l'écorce du Pérou. -

6° Protocarbonate de fer..........	0,025,0
7° Fer imparfaitement réduit.......	0,022,9
8° Lactate de fer.................	0,020,8
9° Protochlorure de fer...........	0,018,6
10° Tartrate de fer et de potasse....	0,011,0
11° Safran de mars................	0,008,2

Archives de Physiologie, de Thérapeutique et d'Hygiène, N° 2, page, 331.

Une alimentation substantielle, ainsi qu'une hygiène sagement dirigée, viennent compléter la médication tonique.

Au point de vue de notre doctrine qui fait dériver la Tumeur Blanche tantôt d'une simple perversion de nutrition générale ou locale, tantôt d'une viciation originelle ou accidentelle portant en même temps sur les jointures et sur les conditions nutritives de l'économie, la médication tonique, complétée surtout par l'association de moyens reconstituants pharmaceutiques, alimentaires et hygiéniques, devra jouir ici d'une très-haute importance, soit en substituant aux éléments morbides, dégénérés, des éléments normaux; soit en exaltant les forces réactionnelles contre le principe viciateur; soit enfin en combinant l'action de ces deux opérations simultanément réalisées.

Dans la seconde partie de ce travail, se rencontrera, comme confirmation pratique de cette vérité, l'observation remarquable d'un cas de coxalgie grave, lequel, sans arrêter sa marche sous l'influence d'une médication classique, a été définitivement jugé par un traitement puisant des matériaux de reconstitution dans ce triple ordre de moyens médicamenteux, alimentaires et hygiéniques.

Hydrothérapie. — M. L. Fleury, dans son *Traité pratique et raisonné d'Hydrothérapie,* — page 373 et suivantes, — rapportant plusieurs cas de guérison de Tumeur Blanche obtenue par les procédés hydrothérapiques employés sous forme de *Traitement général*, l'humanité et la justice exigent qu'un sérieux et consciencieux examen soit accordé à ce mode particulier de traitement.

« Les faits que nous venons de faire connaître, dit ce savant et patient observateur, suffisent pour mettre en évidence la puissance *résolutive* de l'hydrothérapie appliquée au traitement des Tumeurs Blanches ; ils montrent avec quels avantages on peut tirer parti des effets révulsifs, anti-phlogistiques, sédatifs, de cette médication ; enfin, ils prouvent que, par l'influence tonique et reconstitutive de l'eau froide, on peut modifier rapidement, et de la façon la plus heureuse, l'état morbide général qui apporte un si grand obstacle à la guérison des lésions locales, et qui, si fréquemment, devient par lui-même une cause de mort.

« Il est hors de doute, pour moi, que l'hydrothérapie n'a point d'équivalent pour combattre une maladie qui, dans la presque universalité des cas, résiste à toutes les ressources de la thérapeutique ; mais, pour obtenir les résultats que cette médication peut donner, il faudra que les malades et les chirurgiens se décident enfin à la faire intervenir *dès le début*, et à ne point attendre que des désordres graves aient profondément altéré les parties molles, ou même les os, les cartilages et les synoviales. Je ne crains pas de proclamer ici l'immense supériorité de l'eau froide sur les émissions de sang locales, les vésicatoires, les cautères, la pommade au nitrate d'argent, l'iode et les iodures, et tous les autres moyens que la chirurgie met impitoyablement en usage pour se conformer aux prescriptions de l'art classique, sans en retirer, dans le plus grand nombre des cas, aucun avantage bien constaté. » — *Page 385*.

Ce langage empreint d'une conviction profonde et contrastant avec le silence gardé par la plupart des partisans de l'hydrothérapie sur cette médication appliquée à la Tumeur Blanche, se trouve en flagrante opposition avec l'assertion de M. Schedel qui, dans son *Examen critique de l'Hydrothérapie* dit n'avoir vu aucun cas de guérison.

Or, ce qu'il faut par dessus tout remarquer pour bien apprécier le sens de cette contradiction, c'est que M. Fleury, au lieu de se contenter d'une médication locale, applique à cette affection un mode de traitement général, par lequel il réalise de formelles conditions de reconstitution. « Les douches froides excitantes, dit-il, en déduction de ses nombreuses observations, doivent être placées au premier rang des agents appartenant à la médication reconstitutive, en raison de l'action qu'elles exercent sur la circulation capillaire générale, la composition du sang, les phénomènes de calorification, de nutrition et d'innervation. Plus sûrement et plus rapidement que les agents pharmaceutiques et hygiéniques connus, elles modifient le tempérament lymphatique, en lui substituant un tempérament sanguin acquis. » — *Page 250*.

En tombant ainsi sur le terrain de la médication tonique et reconstitutive, il deviendra facile de comprendre que le savant observateur dont nous aimons à suivre l'argumentation, a dû forcément obtenir des succès inespérés et exceptionnels.

Mais comment M. Fleury obtient-il cette reconstitution qui, pour nous, décide de toute la question thérapeutique de la Tumeur Blanche? C'est ce qu'il importe de voir de près.

« Le traitement hydrothérapique, lorsqu'il réussit, dit-il, — page 112 de son Traité, — fait éprouver aux malades le désir et le besoin d'une alimentation substantielle, abondante, et il permet ordinairement aux organes digestifs de s'accommoder de ce régime, qui devient souvent l'un des agents de la guérison. L'appétit est stimulé par les applications froides et l'exercice, les pertes sont augmentées par la sudation, et l'on comprend aisément que cette double circonstance doive exercer une influence marquée sur le régime ; mais le médecin n'en doit pas moins tenir compte de toutes les indications qui se rattachent soit à l'individu, soit à la maladie, et, dans tous les cas, il doit procéder graduellement et avec prudence. »

Après le régime alimentaire, la médication hydrothérapique fait un appel direct à l'exercice. « L'exercice — page 114 — est un adjuvant puissant des applications extérieures d'eau froide pour activer la circulation capillaire générale, l'absorption, les sécrétions ; pour développer le système musculaire, rétablir les fonctions de la peau, stimuler l'appétit et les fonctions digestives.

13

Lorsqu'il est gradué, non **exagéré**, opportun, il est *l'un des agents les plus énergiques* et les plus utiles de la médication hydrothérapique, et son action doit être favorisée par des conditions topographiques dont l'importance est trop souvent méconnue. »

Surprise dans ces conditions, l'hydrothérapie reste-t-elle par elle-même une médication complète, ou bien ne fait-elle que constituer les préliminaires d'une nutrition, d'une physiologie nouvelle à restituer à une constitution plus ou moins débilitée par un état morbide actuel et qui ne demande qu'une occasion favorable pour satisfaire un impérieux, un spontané besoin de reconstitution? En d'autres termes, cette médication, au lieu d'être l'agent direct, immédiat de la guérison, ne ferait-elle qu'ouvrir à celle-ci une voie sur le parcours de laquelle seulement se présenteraient les vrais éléments efficients d'une solution heureuse, éléments sans lesquels la médication spéciale resterait frappée d'impuissance?

Ces considérations, ce nous semble, permettent d'intervertir, un instant, les termes de la question et de se demander si, au lieu d'être les adjuvants de l'hydrothérapie, le régime et l'exercice ne réduiraient pas plutôt cette médication à l'état d'agent auxiliaire et subalterne. D'autant plus porté serions-nous à établir cette distinction que, le plus souvent, d'ingénieuses et rationnelles combinaisons réussissent à réaliser les conditions de la reconstitution la plus complète, sans rien demander aux procédés spéciaux de la médication hydrothérapique.

Quoi qu'il en soit, quand nous voyons, dans une matière aussi spéciale, un observateur de la compétence de M. Fleury, proclamer l'efficacité immense, spéciale, exclusive de l'hydrothérapie, il nous semble juste et rationnel de laisser prévaloir ses conclusions, devant lesquelles ne peuvent que fléchir les appréciations lointaines et de simple intuition *.

Nous avons cru devoir accorder quelqu'extension à notre appréciation de la méthode hydrothérapique, car nous croyons qu'aujourd'hui il n'est pas permis de rester iudifférent aux médications qui, dans le traitement des affections chroniques, au lieu de s'épuiser à soustraire à la maladie l'*agent morbide*, tonifient et reconstituent franchement les malades.

---

* Il n'est pas sans intérêt de savoir comment s'est faite l'éducation hydrothérapique de M. Fleury. « En 1846, dit-il, — préface de la première édition de son traité — un asthme, dont les accès périodiques avaient depuis huit ans résisté à toutes les ressources de la médecine, me ramena vers l'hydrothérapique, non pas à titre de médecin seulement, mais encore à titre de malade. *Medice cura te ipsum !* — Je devins le premier sujet de mes observations, de mes recherches, de mes expériences, au milieu d'une écurie et d'une remise transformées en salle de douches, dans une modeste habitation de Bellevue.... Cette tentative, provoquée plutôt par le découragement et la curiosité que par une espérance raisonnée, me conduisit à des résultats qui excitèrent vivement mon intérêt ; bientôt la reconnaissance et la conviction de pouvoir être utile à mes semblables me décidèrent à faire de l'hydrothérapie l'objet d'une étude attentive et suivie. Pendant deux ans je poursuivis, dans le silence, des recherches expérimentales et cliniques, dont mes amis les plus intimes eux-mêmes ne furent pas informés ; j'en puisai exclusivement les éléments dans le cercle assez restreint de ma clientèle, et dans celui beaucoup plus vaste de la population pauvre de la commune de Meudon. »

Electricité. — Si nous avons exclu l'électricité de la thérapeutique locale de la Tumeur Blanche , nous ne saurions être aussi sévère à l'égard de *l'électrisation générale,* laquelle par cela même qu'elle est d'un heurenx effet dans certains états morbides généraux doit être directement ou indirectement de quelque efficacité dans le traitement d'une lésion résultant ou dépendant le plus souvent de ces mêmes conditions pathologiques générales.

« Il est — *Becquerel, clinique de l'hôpital de la Pitié* — un certain nombre d'états généraux susceptibles de se développer dans des circonstances bien différentes, et dans lesquels on observe une débilité générale et profonde, un épuisement complet des forces , un véritable état auquel on peut donner le nom d'état hyposthénique. Il est souvent utile en pareil cas de relever rapidement les forces, afin de laisser le temps d'agir, avec divers médicaments qu'on administre aux malades placés dans cette situation. Je crois qu'en pareil cas on pourrait employer l'électricité appliquée à l'organisme entier en mettant en usage le véritable bain électrique. Voici de quelle manière il pourrait être appliquée. L'individu malade est placé dans une baignoire remplie d'eau salée (trois kilogrammes de sel commun) ou d'eau acidulée (deux litres de vinaigre) à la température habituelle, 35 à 36 dégrés centigrades. Un des deux rhéophores plonge dans la même eau que le malade. Une des deux mains du malade sort de la baignoire et va plonger dans une cuvette également remplie d'eau acidulée. On fait agir le courant d'une manière intermittente dans cette cuvette et l'individu se trouve immédiatement sous l'influence qui agit sur l'organisme entier et constitue un stimulant des plus énergiques. J'ai plusieurs fois répété cette expérience et elle m'a toujours parfaitement réussi. Je la crois susceptible de nombreuses applications. »

Interprétée dans ce sens, la médication électrique générale, de même que l'hydrothérapie, concourrait à la réconstitution des malades, et, par suite, conviendrait à certain cas de Tumeur Blanche, dont les lésions locales toutefois seraient en rapport de comptabilité avec ce que les procédés de cette médication ont de particulier.

Malgré cette réserve, malgré la différence des effets de l'eau froide et de l'électricité *localement appliquées*, les uns étant essentiellement sédatifs, les autres stimulants, la médication électrique et la médication hydrothérapique *générales* tendraient donc au rapprochement non-seulement par l'analogie des résultats, mais encore par l'identité du principe, de l'agent qui de part et d'autre décide de ces résultats. N'avons-nous pas, en effet, dit déjà que nous avons constaté, aux eaux de Bourbonne, que les douches, en percutant d'une manière plus ou moins prolongée les tissus organiques, ne réalisent généralement leurs effets salutaires que par le développement d'un certain dégré d'électricité qui peut être envisagée comme une des conditions premières de la guérison ; de son côté, l'hydrothérapie attachant une haute importance à la percussion des tisssus par les douches dont elle proclame l'efficacité curative d'autant plus grande que cette percussion est plus intense, ne confirme-t-elle pas hautement cette donnée?

Il résulte de cet examen que l'électricité semble constituer l'agent curatif décisif de l'hydrothérapie, ou au moins que les rapports de ces deux termes deviendraient tels que les deux médications, sous des formes différentes, trouveraient dans une sorte de communauté d'éléments, un mutuel appui, une réciproque confirmation.

Quoi qu'il en soit, l'électricité d'une incontestable utilité dans certaines affections, et peut-être un jour plus particulièrement applicable à la Tumeur Blanche, est encore loin d'être suffisamment vulgarisée dans la pratique médicale et d'être en rapport avec les progrès récents et les applications actuelles de cette partie des sciences physiques. Cet état de choses est d'autant plus remarquable que non-seulement l'emploi thérapeutique de cet agent remonte à l'année 1740, époque des premiers essais tentés à Genève, mais encore qu'il compte plusieurs traités spéciaux : — Becquerel, Briand, Philips — et qu'il possède un organe spécial dans la presse médicale : — L'*électricité médicale*.

Les sociétés savantes officielles semblent elles-mêmes partager les conditions du reste du corps médical, témoin l'embarras, peut-être plus apparent que réel, éprouvé par l'Académie de Médecine quand, dans sa séance du 22 avril 1856, elle a été mise en demeure de se prononcer sur la valeur de certains appareils électriques et d'ouvrir une discussion générale sur l'électricité.

Nous espérons que le savant et consciencieux académicien, M. le baron H. Larrey, qui, dans cette séance, a tenté à deux reprises différentes d'engager la docte assemblée dans une discussion de principe sur ce sujet, ne perdra pas de vue son utile et opportune initiative, et qu'à la première occasion, l'Académie, dont il possède si justement l'estime et la sympathie, aura devoir de se rendre à un nouvel appel.

III. MÉDICATION MIXTE. — Elle est le plus généralement indiquée; ses avantages particuliers.— Abcès; doivent-il s'ouvrir spontanément, ou faut-il les ouvrir artificiellement? Médecine opératoire; amputation; son temps d'élection.

Cependant, rarement le praticien emploiera isolément, soit la médication locale, soit la médication générale; car, le plus souvent, la maladie se présentant avec des exigences dans l'un et l'autre sens à la fois, il devra sagement combiner les moyens divers qu'il puisera dans chaque catégorie.

Alors toute la difficulté résidera dans la parfaite coordination des moyens locaux avec les moyens généraux, afin d'éviter soit une neutralisation réciproque des agents thérapeutiques, soit une action contrairé aux indications actuelles.

Pour l'application rationnelle de cette médication nouvelle, il ne faut pas perdre de vue qu'il n'est pas indifférent d'ouvrir le traitement par l'une ou l'autre série des moyens thérapeutiques que nous venons d'examiner : il est des circonstances qui imposent l'antériorité aux agents locaux ; d'autres la donnent aux agents généraux ; d'autres enfin les font débuter et marcher de front.

Ces distinctions, d'une grande utilité pratique, découlent naturellement des allures diverses qu'affecte la maladie, suivant qu'elle précède, accompagne, ou suit un vice constitutionnel.

C'est ordinairement après l'application plus ou moins prolongée des moyens que nous avons passés en revue, que tendent à se faire jour au-dehors les collections purulentes.

Faut-il ouvrir les abcès avec les instruments tranchants ou bien faut-il abandonner ce soin à la nature ?

Voilà une question qui divise les opinions de praticiens.

Les uns prétendent que le contact prolongé du pus avec les tissus en voie de désorganisation active les altérations que peuvent subir ces derniers, tandis que les autres, sachant que l'ouverture des foyers favorise la résorption purulente, pensent qu'il est toujours trop tôt de la voir s'opérer spontanément.

Il est donc difficile d'émettre sur cette matière un avis personnel, alors que nous voyons l'une et l'autre pratique suivie par nos maîtres. Seulement, le cas échéant, nous nous abandonnerions à l'inspiration du moment et des circonstances.

Malheureusement , l'application isolée ou sagement combinée des médications diverses qui précèdent, n'obtient pas toujours de satisfaisants résultats ; aussi l'intervention de la médecine opératoire devient-elle parfois indispensable.

L'amputation ne doit être décidée que quand la tumeur, rebelle à tous les agents thérapeutiques, a été jugée absolument incurable ; et, en cela, il serait permis de faire une juste opposition aux chirurgiens trop empressés qui, pour débarrasser le malade par une opération toujours grave, s'autorisent de la longueur de la maladie et de sa terminaison par une ankylose plus ou moins gênante.

D'autre part, l'opération prématurée enlève à la maladie, quand elle est l'expression d'un vice général, le loisir de se concentrer et pour ainsi dire de se localiser.

Il n'est pas toujours facile de se prononcer sur les conditions d'incurabilité de la Tumeur Blanche ; cependant, quand, malgré l'application d'une médication rationnelle, la maladie n'a cessé de faire des progrès, quand une suppuration abondante et la perte de l'appétit ont amené une diminution considérable des forces, un amaigrissement prononcé et un commencement de diarrhée colliquative, on doit craindre l'approche du terme fatal.

Toutefois, il faut bien se garder d'attendre trop longtemps : le succès de l'opération serait infailliblement compromis.

Enfin, après la séquestration du membre malade, il faut, pour assurer la bonne fin de l'opération, continuer l'emploi des moyens thérapeutiques en rapport avec les circonstances particulières dans lesquelles la maladie a pris naissance et s'est développée.

SECONDE PARTIE.

EXAMEN CLINIQUE.

Moyens d'éviter les erreurs dans l'appréciation des faits pathologiques. — Règles de l'analyse clinique. — Conditions de l'observation médicale. — Raisons particulières qui ont décidé du choix des observations qui vont suivre.

Il est, en matière de logique générale et en matière de logique médicale surtout, une manière de procéder souverainement défectueuse, tournant toujours en source féconde de regrettables erreurs.

D'autant plus enraciné qu'il est plus généralement en vigueur, ce procédé domine tellement que, tout en en proclamant partout les graves inconvénients, on ne cesse de le réaliser chaque jour.

Quand un fait médical se présente à notre observation, aussitôt l'esprit s'empresse de s'en emparer et de le juger sans retour.

Cette intervention précipitée du jugement incomplètement instruit des conditions intrinsèques et ambiantes du fait, nous empêche d'envisager les objets tant dans leur actualité que dans leur totalité et leurs rapports, triple point de vue indispensable à une intégrale appréciation du fait pathologique.

Conclusions défectueuses, erronées ; lois sans valeur ni fixité ; incessantes contradictions et dissensions : tels sont les résultats forcés d'une aussi vicieuse manière de faire.

L'analyse clinique étant la base de l'observation médicale, il importe que les éléments sur lesquels elle s'exerce soient convenablement déterminés, tant dans leur compréhension que dans leur extension.

Pour cela, simple spectateur et entièrement passif tant que le fait n'a pas assez parlé pour s'accuser et s'achever entièrement lui-même, l'esprit doit chercher, autant que possible, à réaliser les conditions d'une sage expectative, afin de ne point troubler le développement spontané de phénomènes dont il doit d'abord être le témoin avant d'en être le juge.

Alors seulement le fait morbide acquiert toute la consistance voulue pour offrir un point d'appui solide aux opérations de l'induction, sous l'influence vivifiante desquelles il passe à l'état de notion et d'enseignement complets.

Après avoir ainsi déterminé l'élément clinique dans ses conditions sévères de fait brut, il reste encore quelque chose à faire pour mettre plus complètement l'observation médicale à l'abri de toute chance d'erreur ; c'est d'agir toujours d'une façon telle que les déductions consécutives au fait pathologique soient tout entières comprises dans le fait comme prémisses et surtout qu'elles ne soient jamais plus larges, plus étendues que les prémisses mêmes qui les engendrent.

Mais, à l'encontre de ces prescriptions, nous voyons sans cesse l'esprit emporté, par une sorte d'irrésistible impulsion ou de charme invincible, sur la pente entraînante de l'exagération, et ne consentir que très difficilement à se laisser confiner dans les limites toujours trop étroites d'une sévère logique.

De là une seconde source d'erreurs plus féconde encore que la première.

Nous ne voulons pas parler d'une dernière cause d'erreurs médicales, de ce système de fausse logique qui, sous l'influence de préoccupations particulières ou personnelles, dénature sciemment les faits pour les accommoder aux exigences d'une doctrine préconçue. Heureusement devenu fort rare aujourd'hui, cette manière de faire mérite à peine d'être mentionnée.

Ainsi donc, et en résumé, faits passivement et intégralement observés ; conséquences sévèrement déduites de leurs prémisses ; enfin, absence de toute préoccupation particulière ou personnelle : telles sont les conditions primordiales de l'observation médicale sérieuse.

Si nous n'osons pas dire que, dans l'examen des faits cliniques qui vont suivre, nous sommes arrivé à ce point culminant, idéal, de la logique médicale, qu'il n'est que rarement donné à la mobilité et à l'imperfection de nos facultés d'atteindre entièrement, nous pouvons du moins avancer que nous avons cherché à nous rapprocher le plus possible de ce terme, en nous plaçant avec indifférence en face de données que nous ne croyons pas avoir autrement interprétées qu'elles ne semblent le vouloir être elles-mêmes.

Nous avons choisi, en grande partie, des cas de Tumeur Blanche d'origine traumatique, afin de mieux apprécier la part rélative des conditions chirurgicales et médicales de la maladie.

De plus, deux de nos observations ayant été prises à une source qui ne nous est pas personnelle, il devient évident que nous procédons sans préoccupation de concordance artificielle.

Iʳᵉ ET IIᵉ OBSERVATION.

Deux cas de Tumeur Blanche de l'articulation radio-carpienne droite. — Entorse du poignet. — Tempérament lymphatique coïncident.— Absence de toute autre condition idiosyncrasique. — Remarques.

Lévesque (Jean-Baptiste), carabinier au 1ᵉʳ régiment d'infanterie légère, âgé de 26 ans, d'un tempérament lymphatique prononcé, entre, le 6 février 1853, à l'hôpital militaire de Metz, avec une entorse de l'articulation radio-carpienne droite.

Laboureur avant son entrée au service, il n'a jamais éprouvé d'accidents syphilitiques.

Le 6 janvier 1853, étant de garde au pénitencier militaire, il veut fermer une porte lourde et difficile : lors d'un brusque et dernier effort, il entend, dans l'articulation radio-carpienne droite, un léger craquement, suivi de près d'un sentiment diffus de chaleur et de douleur.

Ne voulant pas, pour si peu, dit-il, interrompre son service, il prend le lendemain son tour de cuisine, et se fatigue considérablement le poignet à manier le couteau-levier pour diviser le pain de ses camarades en portions.

A partir de ce moment, la chaleur et la douleur vont croissant et se concentrent fixement dans la profondeur de l'articulation ; une tuméfaction notable, douloureuse à la pression, mais sans changement de couleur à la peau, apparaît et s'accroît sensiblement. Plusieurs fois par jour, une transpiration locale abondante baigne le poignet et la main, tandis qu'une réaction générale intense jette le malade dans l'agitation et l'insomnie. A travers ce fond marqué d'inflammation se font sentir, à des intervalles irrégulièrement distants, de profonds et fugitifs élancements.

Des lotions avec alcool camphré procurent un soulagement apparent, mais, en somme, laissent progresser la maladie.

Février. — Le 6, comme nous l'avons dit, le malade entre à l'hôpital.

Les symptômes précédemment énumérés persistent, à peu près dans les mêmes conditions, si ce n'est que la réaction générale est remplacée par un commencement d'épuisement.

Ce qui frappe le plus immédiatement, c'est la constitution profondément lymphatique du malade, que l'on cherche à relever par un régime tonique.

A partir du 14, on prescrit tous les jours sans interruption une potion avec iodure de potassium un gramme.

Le 24, la tumeur devient plus chaude, plus volumineuse. — Un grand bain ; cataplasmes, lesquels sont continués les jours suivants.

Mars. — Continuation du même régime alimentaire, de la potion d'iodure de potassium à un gramme et des cataplasmes. Plusieurs points de feu sont appliqués sur la surface dorsale du poignet, et, quelques jours après la cautérisation, il se forme une vaste collection purulente autour de l'articulation, tandis que tout le bras, jusqu'à l'aisselle, présente un phlegmon considérable. Deux incisions ouvrent l'abcès et favorisent la résolution de l'engorgement du bras ; cependant la douleur reste plus vive à la face palmaire du poignet.

Avril. —· L'écoulement d'un pus mixte continue à se faire par les incisions ; en outre, plusieurs points de cautérisation continuent aussi à suppurer abondamment.

Tous les jours encore, la potion avec un gramme d'iodure de potassium. La suppuration semble diminuer.

Le 24, bains de bras alcalins (bi-carbonate de soude).

L'état général du malade, notablement affaibli, devient meilleur ; toutefois, la tumeur n'offre point un aspect plus satisfaisant.

Mai. — Prescription journalière de la potion avec iodure de potassium un gramme, et des bains de bras alcalins. — La suppuration augmente, surtout par l'incision de la face palmaire du poignet, dont le produit est noirâtre et sanieux. Un stylet engagé dans le trajet de cette incision pénètre jusqu'au radius, et semble même s'engager dans la substance osseuse.

Juin. — Potion journalière d'iodure de potassium à un gramme.

Le malade maigrit et s'affaiblit notablement. Il éprouve, par intervalles, des douleurs subites et lancinantes.

Du 14 au 27, agitation, insomnie, fièvre ; la suppuration augmente. — Potions opiacées.

L'amputation est proposée et acceptée.

28, M. Vallin, médecin aide-major, sous la direction de M. Scoutetten, fait l'amputation de l'avant-bras (procédé circulaire) au tiers inférieur. Le sang du malade tache à peine le linge.

Dissection des parties malades.— La *main* représente une masse informe, terminée par des doigts considérablement raccourcis, coniques, et comme perdus dans les parties infiltrées ; elle a doublé de volume. La face dorsale, distendue par une infiltration considérable, offre une convexité très marquée ; elle a vingt centimètres du bord radial au bord cubital. La peau de la face palmaire, d'un blanc mat comme celle de la face dorsale, se détache par lambeaux.

Le *poignet* offre encore plus de relief que la main ; il a trente centimètres de circonférence, celle du poignet sain étant de quinze centimètres et demi. La peau en est fine, d'une blancheur mate, parsemée de cicatrices bleuâtres bourgeonnées et de phlyctènes remplies d'une sérosité transparente.

Le tissu cellulaire sous-cutané est remplacé par une couche épaisse de matière gélatineuse, semi-transparente, qui laisse échapper une certaine quantité de sérosité. Cette couche glaireuse enveloppe aussi toute la main, ainsi que les doigts.

Il n'existe pas de vestiges de muscles, ni de vaisseaux,

ni de nerfs ; les tendons sont un peu plus volumineux et baignent dans plusieurs foyers purulents, au milieu de débris épais et flottants d'aponévroses.

Les ligaments postérieurs sont conservés, mais ils sont boursoufflés, ramollis et couverts de pus. Les ligaments antérieurs, partiellement détruits, laissent facilement pénétrer dans la cavité articulaire. La synoviale, en partie détruite, est couverte de granulations et de débris pseudo-membraneux. La cavité articulaire contient de la matière purulente ; elle correspond intérieurement avec une perte de substance du radius, et communique au dehors par un vaste trajet fistuleux.

Les os du carpe, ainsi que l'extrémité du cubitus, sont dans leur état normal, peut-être cependant un peu tuméfiés.

L'extrémité inférieure du radius, sur une longueur de huit à neuf centimètres, présente une augmentation de volume de trois centimètres de circonférence. Cette espèce de cylindre terminant le radius est hérissée, sur toute sa surface, d'une multitude considérable de saillies osseuses éburnées, les unes aiguës, les autres arrondies, et rayonnant en sens divers. De plus, il est traversé horizontalement d'avant en arrière par un canal circulaire d'un centimètre et demi de diamètre. De cette excavation partent cinq ou six trajets secondaires se dirigeant tous vers la cavité de l'articulation.

Juillet. — Le moignon est en bonne voie de cicatrisation, ce que démontre le premier pensement, fait le neuvième jour après l'opération.

Aujourd'hui, 30 juillet, la cicatrisation est à peu près achevée et n'a rien offert de particulier à noter, si ce n'est un peu de lenteur, que l'on doit justement attribuer à la constitution lymphatique du malade.

REMARQUES.

Ce cas particulier de Tumeur Blanche semble s'ériger en fait confirmatif de la doctrine du Conseil de Santé des armées, qui envisage l'entorse comme une des causes les plus fréquentes de lésion organique des articulations, et par suite d'amputation des membres, doctrine non moins vraie pour l'entorse du poignet que pour celle du pied, et basée sur des documents aussi nombreux que concluants. Il n'est pas de jour, en effet, qui, dans l'armée, n'apporte de nouveaux éléments de contrôle et son contingent de témoignages pour consolider d'une manière de plus en plus inébranlable une vérité aujourd'hui universellement admise. Toutefois ne perdons pas de vue que, par de là le côté apparent de la question, il est d'autres considérations dont il faut faire la juste part, afin de juger à fond des faits qui, souvent, ainsi que nous le verrons plus loin, se laissent interpréter différemment, suivant qu'ils sont étudiés dans leur ensemble ou dans leurs détails. Nettement formulée par ces réflexions, notre conviction vient d'être de nouveau édifiée dans ce sens par un cas intéressant de Tumeur Blanche récemment observé à l'hôpital militaire de Belle-Isle-en-Mer.

Le fait auquel nous faisons allusion, et que nous nous contenterons de mentionner, au lieu de le présenter avec tous les détails analytiques de l'observation classique, offre la plus grande ressemblance avec le cas de l'observation précédente. Même tempérament lymphatique prononcé ; même articulation malade ; même origine traumatique, — entorse du poignet ; conditions identiques d'inflammation initiale, de suppuration, de désorganisation consécutive ; mêmes alternatives d'amélioration et d'aggravation successives, jusqu'au dénouement, — amputation dans le premier cas, réforme dans le second ; — enfin, de part et d'autre, érysipèle phlegmoneux intercurrent envahissant la totalité du membre thoracique.

Ce dernier trait donne lieu à quelques remarques particulières. Chaque fois que nous l'avons vu se présenter, au lieu de s'aggraver, comme semblaient le faire craindre les troubles réactionnels, l'articulation malade réalisait des conditions meilleures ; et, bien que tout d'abord on ait pu croire que le mal ne faisait que perdre en intensité locale ce qu'il semblait gagner en extension, un bénéfice marqué se trouvait acquis à la situation par la manifestation intercurrente de l'érysipèle. Ce rapprochement, du reste, avec les conséquences qui en découlent, a été sanctionné par un observateur pénétrant, M. Nélaton, qui récemment, dans son cours de clinique, a dit avoir fréquemment vu la Tumeur Blanche du genou se modifier avantageusement sous le coup de cette coïncidence, comme il arrive chaque jour de voir un érysipèle améliorer des dermatoses rebelles. Par contre, l'élévation de la température exerce une action manifestement malfaisante sur les lésions organiques des articulations.

Nos deux observations précédentes de Tumeur Blanche ont constaté l'invasion de douleurs vives, ainsi que les progrès des symptômes inflammatoires à l'époque de l'apparition des premières chaleurs de l'été. Les tumeurs ostéo-fibreuses elles-mêmes sont influencées par les mêmes conditions météorologiques. Il est donc important de tenir un compte exact de cette éventualité, afin de ne point se méprendre sur la véritable origine de certaines recrudescences qui se rattachent directement à des condition de saison et de température.

Enfin il est important de se rappeler que les malades qui font le sujet de ces deux observations sont d'un tempérament manifestement lymphatique, renseignement éminemment significatif et qui, suivant nous, décide peut-être de toute la question pathogénique de ces deux cas de Tumeur Blanche.

Pour éviter des longueurs et des répétitions, notre pensée sera entièrement développée à l'occasion des Observations qui vont suivre.

IIIᵉ OBSERVATION.

Tumeur Blanche du genou droit chez un Arabe ; amputation de la cuisse ; guérison. — Remarques critiques. — Infection syphilitique antérieure. — Accidents primitifs, secondaires et tertiaires successivement développés jusqu'à l'apparition de la lésion articulaire.

« Ali-Bédège, Arabe, né à Borgia, près Mascara, âgé de 34 ans environ, ancien spahis, est entré le 5 avril 1855 à l'hôpital de Nemours, pour une affection qui date de deux ans. Avant cette époque il n'avait eu d'autre maladie que quelques plaques muqueuses sur le scrotum, pour lesquelles il fut traité à Mostaganem en 1842.

Son mal actuel, dont il ignore complètement la cause, et devant lequel les médecins arabes consultés sont demeurés impuissants, a débuté par le genou droit. Ce furent d'abord des douleurs très-vives qui l'empêchaient de manger et de dormir ; puis survinrent de la rougeur, du gonflement ; plus tard, des abcès s'ouvrirent au dehors, et la douleur diminua ; mais le genou se déforma, la région trochantérienne s'ulcéra, et, depuis dix-huit mois. Ali-Bédège est condamné au repos le plus absolu. Doué d'une constitution vigoureuse, d'une énergie morale peu commune, d'un caractère gai et insouciant, cet homme a vu ses forces physiques lentement épuisées par les longues souffrances dont il porte l'empreinte. Il est amaigri, étiolé ; sa face est œdématiée ; partout ailleurs sa peau est sèche, terreuse, ridée ; il accuse de la soif, de l'anorrexie, une diarrhée intermittente et des sueurs nocturnes mêlées de frissons irréguliers.

Sur la région sacrée existent des cicatrices adhérentes, vestiges d'une ulcération antérieure. La région trochantérienne droite est le siége d'un ulcère large comme la paume de la main, fongueux, saignant, à bords déchiquetés, et fournissant une suppuration fétide. Le grand trochanter et le corps du fémur paraissent plus volumineux que du côté gauche.

Le membre inférieur repose immobile sur son côté externe, le genou fléchi à angle obtus, le pied maintenu dans l'extension par une fausse ankylose. Ce membre est sensiblement atrophié ; la jambe, presque réduite aux os, sur lesquels est appliquée une peau rugueuse, inextensible, a une circonférence de vingt-quatre centimètres à sa partie supérieure (celle de la jambe gauche étant de vingt-huit centimètres) ; la cuisse ne mesure que trente-un centimètres au tiers inférieur, malgré l'augmentation de volume du fémur perçue à travers les chairs molles et blafardes qui l'entourent, celle du côté gauche ayant trente-quatre centimètres de circonférence au même point.

Mais ce qui attire surtout l'attention, c'est la déformation du genou, qui est luisant, violacé, dur, indolent à la pression, parcouru par des veines flexueuses, et d'un volume tel qu'il mesure quarante-six centimètres au niveau du jarret, le genou gauche n'en mesurant que trente-six. Cette augmentation de volume ne peut pas être attribuée à un épanchement, mais plutôt à l'engorgement des parties molles et au gonflement des extrémités articulaires des os ; car on ne perçoit ni mollesse, ni fluctuation, et les doigts explorateurs distinguent parfaitement les têtes osseuses à travers les tissus.

Des ulcères fistuleux existent tout autour de l'article, principalement à sa partie antéro-externe. Leur nombre a dû varier, car des cicatrices récentes indiquent que quelques-uns se sont fermés, tandis que le malade en signale d'autres ouverts seulement depuis peu de jours. Ces ulcères, actuellement au nombre de huit, ont une forme et une étendue variables. Les uns, très étroits, ont leurs bords renversés en dehors ; les autres, larges, irréguliers, offrent, au milieu d'une surface fongueuse, un pertuis presque imperceptible ; tous sont saignants, blafards ; tous fournissent une suppuration noirâtre, grumeleuse et fétide, dans laquelle les doigts distinguent nettement les petites molécules osseuses qu'elle entraine. Ces ulcères conduisent le stylet sur les os, soit directement, soit par un trajet sinueux et oblique. Tantôt la sonde s'arrête sur une surface rugueuse et dénudée qui résiste à la pression et qui, à en juger par la direction de l'instrument, est située en dehors de l'articulation ; tantôt le stylet produit une crépitation bruyante en pénétrant profondément à travers le tissu osseux, dans lequel on peut le mouvoir comme dans une cavité parfaitement libre.

J'ai dit que le genou est déformé. En effet, la jambe forme avec la cuisse un angle de cent degrés, et elle est maintenue dans cette position par une ankylose à peu près complète, car il est impossible de lui faire exécuter le moindre mouvement, et chaque tentative de ce genre provoque de violentes douleurs dans l'articulation malade. Cette déformation est la suite d'un changement de rapports survenu lentement entre les surfaces articulaires. Le tibia a glissé vers le creux poplité, qu'il efface en grande partie par la saillie qu'il y forme, et, au lieu d'être en rapport avec l'extrémité inférieure des condyles du fémur, il s'articule avec leur face postérieure. La rotule, accompagnant le tibia, a basculé d'avant en arrière sur l'axe de la poulie articulaire, de manière à venir s'appliquer contre la partie inférieure de cette poulie, dans le point précisément où celle-ci devrait être en contact avec le tibia ; de sorte que la base de la rotule est tournée en avant et que sa face sous-cutanée regarde presque directement en bas, (le malade étant supposé debout).

Le genou gauche semble déjà un peu plus volumineux qu'à l'état normal ; la face antérieure de la jambe est couverte de cicatrices brunes, luisantes, adhérentes, et le pied est légèrement étendu sur la jambe, sans doute à cause du long repos auquel ce membre a été condamné. Les ganglions inguinaux sont hypertrophiés des deux côtés, mais tout-à-fait indolents.

J'avais affaire à une tumeur blanche très-avancée, laquelle avait amené le déplacement du tibia, la soudure de la rotule dans une position vicieuse, et une ankylose à peu près complète du genou. Il m'était possible, jusqu'à un certain point, d'établir :

1° En me rappelant le début et la marche du mal, que celui-ci avait dû commencer par les os ;

2° Par l'examen attentif du membre, que les os étaient profondément altérés, et sans doute en partie détruits par la carie.

Sans m'arrêter à poser un diagnostic très-difficile, sinon impossible, en ce qui concernait la nature exacte et le degré des altérations subies par chacun des éléments qui entrent dans la composition de la jointure, je conclus que l'affection n'était curable que par l'amputation, réclamée du reste par Ali-Bédège avec une insistance assez étonnante de la part d'un arabe.

Mais, d'un côté, l'état général du malade était sensiblement détérioré, malgré sa rare énergie ; il existait de la diarrhée et un mouvement fébrile continu, avec exacerbations nocturnes. D'un autre autre côté, le fémur droit était volumineux, surtout vers la région trochantérienne ; les téguments étaient ulcérés ; l'articulation coxo-fémorale était peut-être malade, et je courais le risque, soit en emputant, soit même en désarticulant, de tomber sur des parties altérées. Pour le moment, du moins, l'amputation ne me paraissait donc pas praticable ; c'était l'opinion qu'avait exprimée mon prédécesseur, M. Achte, en me remettant le service le 10 avril, ce fut aussi celle du docteur Krémer, pharmacien en chef, qui vit le malade avec moi quelques jours après.

Je cherchai donc, avant tout, à améliorer un peu l'état général.

Je n'énumèrerai pas les divers moyens employés dans ce but : les mercuriaux et l'iodure de potassium d'abord (car je soupçonnais une diathèse syphilitique), puis l'huile de foie de morue, les amers, les toniques, un bon régime, les vésicatoires, les injections et les pommades de toute nature furent successivement mises en usage. L'appétit se réveilla jusqu'à exiger bientôt les trois-quarts ; les digestions se régularisèrent, le sommeil revint ; l'ulcération tro_ chantérienne se cicatrisa solidement, la diaphyse fémorale diminua de volume. Mais la fièvre et les sueurs nocturnes persistaient, et l'état du genou ne se modifia nullement ; au contraire, la suppu_ ration augmenta, devint de plus en plus fétide, noirâtre, floconneuse, et des plaques gangréneuses entourèrent les trajets fistuleux, dont le nombre s'était accru jusqu'à douze.

Nous étions alors au commencement de juillet. Les contre-indications de l'amputation avaient en partie disparu. En effet, l'état général était meilleur ; les fonctions s'exécutaient assez bien, et depuis longtemps le malade mangeait les trois-quarts, tout en criant famine. La cicatrice de la hanche était solide et de bon aloi ; le corps du fémur semblait avoir repris son volume normal, les parties molles qui le recouvraient paraissaient parfaitement saines, et Ali-Bédège me suppliait chaque jour de lui couper la cuisse. Toutefois, avant de prendre une détermination, je voulus avoir l'avis du docteur Cabaud, pharmacien en chef. M. Cabaud établit : que l'amputation pouvait seule prolonger la vie de ce malade, en supprimant la source d'une suppuration de mauvaise nature qui l'épuisait et l'empoisonnait ; que les plaies guérissent vite chez les arabes ; que la crainte d'une récidive sur d'autres points du squelette ne devait pas m'arrêter, parce que ces craintes étaient éloignées et que j'aurais toujours la satisfaction d'avoir soulagé ce malheureux pour un temps plus ou moins long. En conséquence, il se prononça nettement pour l'opération, et je me rangeai à cette opinion.

Je pratiquai l'amputation le 21 juillet, avec le concours du docteur Cabaud, de M. Guillemot, aide-vétérinaire au 9ᵉ d'artillerie, et de M. Gabeau, interprète de l'armée. Le manque d'aides ne me permit pas d'employer le chloroforme.

L'opération, faite par la méthode circulaire, procédé de Desault, un peu au-dessus de la partie moyenne du membre, c'est-à-dire aussi bas que me le permit l'altération des tissus, ne présenta rien d'extraordinaire. Je notai toutefois la mollesse et la grande flaccidité des chairs, un peu d'injection de la moelle, et une hémorrhagie en nappe assez abondante, après l'application de sept ligatures. Le malade *ne proféra pas une seule plainte.* Je réunis de manière à avoir une plaie oblique de haut en bas et de dehors en dedans ; j'appliquai des bandelettes de percaline, dans les intervalles desquelles les ligatures furent étalées isolément ; je les maintins par quelques circulaires, et je plaçai deux compresses longuettes sur les deux côtés de la plaie. Une croix de Malte fenêtrée, de la charpie, deux compresses longuettes mollement maintenues par quelques tours de bande, complétèrent le pansement.

L'appareil est bientôt traversé par une sérosité rougeâtre. Un mouvement fébrile très modéré se développe dans la journée, avec de légers élancements vers la tête. Ali-Bédège a soif et refuse le bouillon ; mais il est heureux, me baise les mains, m'appelle son père, et se croit déjà guéri. Il demande du tabac à priser et dort bien la nuit.

22. Fièvre à peu près nulle ; moral excellent, gaité ; le suintement s'est arrêté (bouillon) ; une selle le soir.

23. Pouls à l'état normal. La racine du membre est un peu engorgée, mais nullement douloureuse. Le malade demande à manger. A cause de la fétidité que répand l'appareil, je renouvelle les pièces extérieures jusqu'à la charpie exclusivement. (Vermicelle au gras, orange.) Sommeil et selle pendant la nuit.

24. Ni fièvre, ni douleur. L'appareil placé hier est à peine taché. — Soupe, vermicelle au gras, pruneaux.

25. Pouls un peu plus plein que les jours précédents, mais sans accélération ; langue un peu sale, sans soif. Le malade accuse un grand bien-être. Le quatrième jour est écoulé ; j'enlève l'appareil, en respectant les bandelettes. Toute la plaie paraît réunie, à l'exception d'un point vers le centre, correspondant à la ligature de la crurale, et par où s'échappent un peu de sang noir très fétide et quelques bulles de gaz. La pression en fait sortir un peu plus, ce qui indique l'existence d'un petit clapier. Du reste, ni empâtement, ni gonflement, ni rougeur, ni douleur. — (Soupe, vermicelle au gras, pruneaux, limonade tartrique vineuse, vin de quinquina ; injections avec une décoction de quinquina, compresse graduée à la partie postérieure du moignon, dans le point correspondant au clapier). Dans la journée, l'appareil se tache encore en rouge, sans répandre de mauvaise odeur. Sommeil et selle la nuit.

26. Pouls moins plein, langue moins sale qu'hier ; pas de soif, appétit. Le moignon est dans le même état que la veille ; il s'en échappe encore un peu de sang par la pression. — (Quart ; limo-

nade vineuse, vin de quinquina ; même pansement.) Léger mouvement fébrile dans la soirée.

27. Un peu de fièvre ; langue toujours sale, pas de douleur ; le malade crie la faim. Le moignon répand une odeur fétide. Les bandelettes sont enlevées pour la première fois ; la réunion se maintient, excepté au centre, d'où s'écoule toujours une sanie fétide mêlée de gaz. L'os qui occupe la partie *externe* du moignon est augmenté de volume jusqu'à quatre travers de doigt au-dessus de la plaie. — Quart ; 1/4 de vin ; limonade vineuse ; vin de quinquina ; même pansement.

28. La fièvre a cessé ; sanie plus abondante et plus fétide, mêlée d'un peu de pus. Le moignon est d'ailleurs bien matelassé, exempt de douleur, et la réunion se consolide partout, excepté au centre. — Demie, 1|2 de vin ; le reste *ut suprà*.

29. Le 29 et les jours suivants, la persistance de la sanie purulente et fétide qui s'écoule à la pression, m'engage à faire dans ce foyer des *injections chlorurées* qui produisent un excellent éffet.

3 août. La sanie a fait place à une suppuration de bonne nature ; le gonflement osseux, qui l'entretenait sans doute, a sensiblement diminué ; le foyer s'est comblé en grande partie, et la cicatrisation fait des progrès. — Trois-quarts ; 3|4 de vin ; pansement simple.

Le 6 et les deux jours suivants, suppuration *bleue*.

24. Les petites ligatures étaient successivement tombées les dixième, onzième, treizième, quatorzième, dix-septième et vingt-deuxième jours. Le 24 (trente-quatrième jour après l'amputation), une légère traction entraine celle de la crurale, retenue peut-être par quelques bourgeons charnus, car sa sortie est suivie de quelques gouttes de sang.

A dater de ce jour, la suppuration s'arrête, la réunion est solide, excepté dans le point qu'occupait la dernière ligature. Les chairs du moignon offrent une grande flaccidité, et la cicatrice est un peu froncée.

Le moignon, couvert de charpie, est placé dans un sac en toile, et Ali-Bédège s'essaie à marcher avec des béquilles ; mais sa jambe gauche, condamnée au repos depuis vingt-trois mois, lui refuse et lui refusera longtemps encore ses services.

La cicatrisation est complète le premier septembre ; l'état général reste excellent, et rien ne fait craindre que cette guérison, achetée par tant de courage et de résignation, doive se démentir un jour. *

EXAMEN DU MEMBRE APRÈS L'AMPUTATION,

Toutes les parties molles du genou sont tellement altérées, qu'elles sont à peu près méconnaissables.

La peau, amincie sur plusieurs points, est partout adhérente ; le tissu cellulaire est induré, lardacé, ou bien infiltré de pus. Les muscles sont pâles, atrophiés ; les ligaments ramollis, extensibles. En coupant ces divers tissus, il semble qu'on coupe du lard ; sur quelques points, au contraire, ils ressemblent à de la gelée. De temps en temps, le bistouri rencontre un petit abcès indépendant de l'articulation et sans communication avec les trajets fistuleux. De ceux-ci, les uns se dirigent en dehors de la jointure, sur les extrémités du tibia et du fémur ; les autres pénètrent dans l'article par des déchirures de la synoviale.

La cavité de l'articulation est donc largement ouverte en plusieurs endroits. Dans les points où elle existe encore, la synoviale est épaissie et couverte de fausses membranes adhérentes. On ne voit plus de trace de cartilages.

Les extrémités osseuses baignent dans une matière demi-liquide, rougeâtre, très fétide ; elles ont perdu presque tout leur tissu compacte, et sont creusées de cavités comblées par du tissu médullaire lie-de-vin, en suppuration ; les cellules osseuses sont agrandies, et leurs lamelles en partie détruites.

En dehors de l'article, le périoste manque, ou bien il est fortement injecté et comme disséqué. Le corps du fémur offre une injection par places ; le canal médullaire est agrandi, et le tissu compacte évidemment moins épais qu'à l'état normal. Mais,

---

* Ali-Bédège a été présenté le 5 octobre à M. l'inspecteur Vaillant.

quoique la moelle soit un peu diffluente et rougeâtre, l'os semble parfaitement sain à deux centimètres au-dessous du point scié.

Le paquet vasculo-nerveux est bien reconnaissable au milieu des tissus altérés du creux poplité. La luxation du tibia, qui n'existe pas encore, n'aurait sans doute pas tardé à s'effectuer.

EXAMEN DES OS APRÈS MACÉRATION.

Les os sont d'une légèreté remarquable.

Fémur.— On constate qu'il est sain sur le point scié. A deux centimètres au-dessous, la diaphyse augmente de volume ; sa surface est irrégulière, noirâtre par places, couverte d'aspérités et creusée d'une innombrable quantité de petites cavités, quelques-unes rondes ou ovales, les autres allongées dans le sens de l'axe de l'os ; ces dernières ne sont autre chose que les canalicules osseux mis à nu par la destruction de la lamelle de tissu compacte qui les recouvrait. Quelques-unes de ces cavités communiquent librement avec le canal médullaire sensiblement agrandi. A mesure qu'on approche de l'extrémité inférieure, ces altérations sont plus manifestes, et, vers le condyle interne surtout, le tissu com-pacte se trouve transformé en une espèce de tissu aréolaire, dont les aréoles sont tellement rapprochées, que les lamelles extrèmement fines qui les séparent s'écrasent sous les doigts. Dans ce point aussi, mais plus en arrière, s'élèvent de nom-breuses stalactites, dont les plus longues ont six millimètres de hauteur. La face inférieure de ce condyle est percée de part en part de trous nombreux qui conduisent dans une grande cavité creusée aux dépens de l'extrémité articulaire du fémur. La poulie, perforée sur plusieurs points à sa partie postérieure, est totalement détruite en avant. La tubérosité externe existe encore, mais le condyle externe est partout détruit, excepté en arrière ; les autres points ont disparu, ce qui ouvre une large communication avec l'intérieur de l'extrémité articulaire du fémur, dont le tissu spon-gieux n'est plus représenté que par quelques lamelles adhérentes aux parois de cette cavité.

Rotule. — La rotule a abandonné la face antérieure de la poulie articulaire, pour se porter tout à fait à sa partie inférieure, prenant ainsi la place du tibia, de telle sorte qu'elle présente sa base directement en avant. Elle est soudée dans cette position à la partie inférieure du condyle externe et à la partie externe du condyle interne, au moyen de prolongements osseux. Sa face antérieure est rugueuse et creusée de trous; sa face postérieure est privée de tissu compacte. L'angle externe de cet os est détruit, ce qui lui donne une forme trapézoïde.

Tibia. — Cet os, dont toute la surface est rugueuse, canaliculée, est articulé avec la partie postérieure des condyles fémoraux. Sa face articulaire est largement ouverte dans le point correspondant au condyle interne, ce qui permet de constater l'absence du tissu aréolaire dans presque toute l'épaisseur de cette extrémité osseuse.

Péroné. — Il a conservé ses rapports avec le tibia; mais il est creusé, comme les autres os, d'une cavité formée aux dépens du tissu spongieux, et son tissu compacte, dans les points où il est conservé, est percé de part en part de trous si nombreux qu'il serait difficile d'en pratiquer d'autres.

L'examen de ces pièces nous fait assister, pour ainsi dire, à la marche qu'ont dû suivre les altérations dont les os sont le siége, altérations qui commencent à l'ostéite et aboutissent à la carie la mieux caractérisée.

Il y a eu d'abord injection, puis raréfaction du tissu compacte; en troisième lieu, transformation de ce tissu compacte ainsi raréfié en tissu aréolaire; enfin destruction lente de ce tissu aréolaire accidentel, en même temps que du tissu spongieux proprement dit. Les différentes phases de ce travail désorganisateur peuvent être suivies pas à pas sur les pièces que je viens de décrire. — *(Observation de M. le docteur Potier-Duplessy.)*

REMARQUES CRITIQUES.

Cette observation, d'un incontestable mérite d'appréciation et d'exécution, possède une signification trop directe dans le sens des principes émis dans ce travail, pour rester sans commentaires particuliers.

En effet, il s'agit d'un homme doué d'une constitution vigoureuse, d'une énergie morale rare, d'un caractère insouciant. Il ignore complètement la cause de son mal, qui a débuté par le genou droit, ce qui établit avec évidence que le traumatisme est entièrement étranger aux conditions pathologiques qu'il subit.

D'autre part, cet homme qui, dans le passé, n'avait eu d'autre maladie que des *plaques muqueuses* sur le scrotum, a éprouvé, dès le début de sa maladie, dans le genou droit, des douleurs très vives, qui allaient jusqu'à l'empêcher de dormir. De plus, dans différentes régions se sont montrées de larges et tenaces ulcérations, et, plus tard, le grand trochanter et le fémur du côté malade ont paru augmenter de volume. Enfin, sous l'influence des mercuriaux et de l'iodure de potassium, l'appétit s'est réveillé, le sommeil est revenu, l'ulcération trochantérienne s'est cicatrisée, et la diaphyse fémorale a diminué de volume.

Or, placé en face de plaques muqueuses du scrotum, d'ulcérations survenues sur d'autres parties du corps, de douleurs nocturnes et de symptômes d'ostéite, n'est-on pas en droit de proclamer, chez le malade de cette observation, des conditions formelles d'infection syphilitique s'élevant successivement, par la voie ascendante, pour ainsi dire classique, des accidents primitifs,[*] secondaires et tertiaires, jusqu'à la diathèse syphilitique confirmée.

En un mot, absence complète de conditions traumatiques initiales; constitution entièrement à l'abri de toute diathèse originelle ; enfin infection syphilitique successivement et régulièrement réalisée : tels sont les éléments précis de la situation pathologique actuelle.

De faits aussi nettement posés, il résulte donc forcément que le cas actuel de Tumeur Blanche, exclusivement commandé par un état constitutionnel accidentel, par l'infection syphilitique, établit victorieusement, au point de vue étiologique, la prépondérance de conditions purement subjectives et acquises. Aussi, comme déduction pratique de ces considérations, est-il de bonne logique de poser en principe qu'un des premiers soins du praticien, ainsi que nous l'avons dit déjà, doit

---

[*] Quelques syphiliographes regardent la pustule muqueuse comme un symptôme de syphilis primitive; d'autres en font un accident secondaire et un caractère de syphilis constitutionnelle. Nous croyons l'une et l'autre manière de voir fondées, car nous avons vu cet accident se transmettre directement par la voie du coït, et constituer le seul symptôme primitif auquel n'ont pas tardé à succéder des signes d'infection générale; tandis qu'au contraire, dans d'autres circonstances, nous l'avons vu succéder au chancre et devenir la conséquence de l'infection.

être de surprendre la nature particulière des diathèses originelles ou accidentelles qui président à la manifestation des lésions articulaires, afin d'en neutraliser ou d'en atténuer au moins, par un traitement approprié et persistant, l'agent spécial, avant que son activité toujours croissante ne se soit définitivement emparée de la constitution, par une subtile et irrévocable généralisation.

Nous regardons comme chose très possible, sinon probable, que si le malade, dès l'apparition des premiers symptômes de syphilis, avait été soumis à un traitement spécifique et suffisamment prolongé, il ne se serait pas vu arriver, par une longue série de souffrances, à la triste extrémité de l'amputation. De plus, malgré les formels avantages réalisés par l'opération, nous nous croyons en droit de nous préoccuper encore des conditions nouvelles qui lui sont faites par l'amputation elle-même, laquelle peut très bien, après avoir soustrait des parties directement compromettantes, avoir laissé subsister, bien que notablement amoindri par une longue et active élimination, un état constitutionnel que ne pourra rendre définitivement impuissant qu'un traitement en rapport avec la nature intime et la tenacité extrême de la diathèse.

Or, ce n'est qu'en s'élevant à ce point de vue et en s'engageant dans cette voie, qu'une sage pratique réalisera d'efficaces efforts pour approcher de plus en plus du point culminant de la science actuelle, dont les tendances conservatrices se dessinent de jour en jour davantage.

Nous ne partageons donc pas entièrement, quelqu'é-clairées qu'elles puissent être d'ailleurs, l'opinion et la sécurité de l'auteur de cette observation, lequel, après la cicatrisation du moignon, se plaît à penser que « rien ne fait craindre que cette guérison achetée par tant de courage et de résignation doive se démentir un jour. »

L'amputation n'ayant enlevé que le membre et non la diathèse, il faudrait être à même de revoir le malade dans un avenir plus ou moins reculé, afin d'apprécier d'une manière définitive la valeur de ce pronostic.

Quoi qu'il en soit, ce succès remarquable nous paraît en grande partie dû à l'heureuse préoccupation de l'opérateur qui, par un traitement franchement tonique, a si habilement su faire disparaître les contre-indications de l'opération et réaliser d'excellentes conditions à une cicatrisation pouvant offrir de grandes difficultés.

Ce fait apporte donc un témoignage de plus dans le sens des exigences essentiellement médicales de la thérapeutique de la Tumeur Blanche.

Enfin nous terminons ces réflexions par quelques mots sur l'examen anatomo-pathologique du membre amputé.

La détermination des lésions que cet examen décèle, est on ne peut plus méthodique, complète, concise, et prouve une fois de plus que l'opérateur, placé en face d'une dégénérescence articulaire, parvenue pour ainsi dire au-delà de sa période ultime, a su, avec une grande sagacité, conduire à bonne fin une situation des plus difficiles, des plus délicates.

Nous proclamerions donc Ali-Bédège le plus ingrat des hommes et des Arabes si, dans sa juste reconnaissance, il n'avait pas couvert de baisers les mains de son libérateur.

IVe OBSERVATION.

Tumeur Blanche de l'articulation tibio-tarsienne droite.— Amputation ; hémorrhagie artérielle trois jours après la chûte des ligatures ; impuissance des moyens hémostatiques ; ligature de l'artère poplitée, le septième jour après l'accident ; guérison.

Sous ce titre figure, dans le 18e volume (2e série) du reçueil de Mémoires de médecine et de chirurgie militaires, une longue et intéressante observation de M. le médecin principal Villamur, observation dont nous croyons utile de donner ici une succinte et fidèle analyse.

Mounier, Jean, chasseur au 5e léger, 24 ans, blond, imberbe, peau blanche, tempérament lymphatique.

A la fin d'août 1852, entorse du pied droit consécutive à une chute dans un escalier. Les signes extérieurs de la lésion sont si peu apparents que le blessé continue son service et fait, huit jours après l'accident, une route de dix étapes, pendant laquelle se déclarent une douleur et une tuméfaction intenses

A l'hôpital de Rhodez : — Douze sangsues; cataplasmes émollients pendant 15 jours. Quelques temps après, vésicatoires, douches sulfureuses, cautères, puis de nouveau des cataplasmes longtemps continués; enfin, proposition pour un traitement thermal, et arrivée à Guagno le 1er juin 1853.

A Guagno : Pied mesurant, au coude-pied, 37 1/2 centimètres, et 35 au niveau des malléoles, dont une, l'interne, présente deux ulcères fongueux consécutifs aux cautères. Immobilité de l'articulation; tuméfaction occupant principalement la face postérieure, les faces latérales du pied; suppuration abondante; état général profondément altéré; pouls fébrile habituel, cependant souffrance médiocre seulement, sommeil et appétit satisfaisants.

Bains journaliers pendant un mois et demi; régime substantiel, amers, vin de quinquina.

Suppuration croissante; sueurs nocturnes abondantes, abcès métastatique (27 juin) dans la région deltoïdienne gauche coïncidant avec l'apparition de deux nouveaux abcès malléolaires. Conditions manifestes et progression de fièvre hectique, amputation résolue et effectuée le 18 juillet.

Opération : Elle est pratiquée au lieu de section classique. Anesthésie chloroformique préalable incomplètement réalisée, il eût été téméraire de soumettre à des inhalations actives le blessé arrivé à un haut dégré d'affaiblissement. Le temps de la ligature des artères offre quelques difficultés et longueurs, à cause de la rétraction des artères qui se perdent dans une masse musculaire infiltrée et ramollie; sang artériel pâle, trouble. Après la ligature des principaux vaisseaux, exposition, pendant quelques minutes, du moignon à l'air, afin d'éloigner toute crainte d'hémorrhagie après le pansement. Enfin réalisa- des meilleures conditions hygiéniques.

Examen anatomo-pathologique : Tissus péri-articulaires lardacés et infiltration purulente des articulations tibio, calcanéo et scaphoïdo-astragalienne. Tibia superficiellement carié, tissus spongieux de la surface articulaire à nu. Tête du péroné déformée, plus volumineuse; végétations osseuses autour de la malléole interne. Pas de trace de cartilages, ni de synoviale. Carie et ramollissement très prononcés du calcanéum, de l'astragale, du scaphoïde, du cuboïde et des deux premiers cunéiformes.

18 juillet, jour de l'amputation : Douleurs supportables du moignon; sommeil passable pendant la nuit. — Diète, limonade vineuse.

19 juillet : Bien-être général, plutôt que souffrance; pouls avec les mêmes conditions fébriles qu'avant l'opération; appétit sensible. — Limonade, bouillon toutes les six heures; un peu de vin.

21 juillet : Renouvellement du pansement: lèvres de la plaie déjà en grande partie réunies; par le centre du moignon, pus abondant, non fétide; plusieurs secousses spasmodiques du moignon.   18

21 au 24 juillet : Plus de douleur; pouls modéré; diminution de la suppuration; appétit et sommeil excellents. — Soupe matin et soir; viande rôtie, quart de vin.

24 au 27 juillet : Pouls normal; plus de conditions fébriles; amélioration visiblement croissante. Pansement : chûte spontanée et en masse des ligatures; réunion de la plaie complète, excepté au centre, où existe un écartement de moins de deux centimètres. — Transport journalier du malade, sur une paillasse, au grand air.

30 juillet : Mouvement brusque de l'opéré dans son lit, choc du moignon contre le drap d'alèze, contraction spasmodique consécutive : du sang artériel tache l'appareil.

Au pansement, pendant lequel est comprimée l'artère crurale : caillot plastique au centre de la cicatrice; moignon manifestement tuméfié. La compression crurale suspendue, il ne s'écoule plus que quelques gouttes de sérosité sanguinolente par la plaie. — Bourdonnets de charpie saupoudrés de colophane en tamponnement; compression légère; diminution du régime alimentaire.

1er août : Réapparition de l'hémorrhagie à peu près dans les mêmes conditions que l'avant-veille. — Compression et tamponnement renouvelés; de plus, pelotte compressive dans le creux poplité; limonade sulfurique, pilules de carbonate de fer; même régime alimentaire.

4 août : Nouvelle hémorrhagie avec frisson, accélération du pouls et spasmes du moignon.— Mêmes pansements, mêmes prescriptions.

5 août : A cinq heures du matin, hémorrhagie plus abondante que celle de la veille : diminution des forces et du courage de l'opéré. Deux cautères rougis à blanc sont portés au centre du caillot et arrêtent instantanément l'écoulement sanguin. Pansement contentif simple; un potage, une côtelette.

Dans la matinée, douleur vive, continue, pulsative dans le moignon, avec contractions spasmodiques. Du sang rouge tache graduellement l'appareil. — Irrigations froides continues.

Dans l'après-midi, renouvellement du pansement; le sang soulève l'escarre et le caillot, puis jaillit à distance. — Large gâteau de charpie saupoudré de colophane; compression de tout le trajet de la fémorale, principalement dans le creux poplité et sur l'arcade pubienne.

Malgré ces moyens, persistance de l'hémorrhagie; frissons, pouls accéléré, malaise général, démoralisation complète. — Ligature de l'artère poplitée (la gaîne du vaisseau renferme un peu de pus); pansement simple; limonade, potion anti-spasmodique; dans la nuit, deux tasses de consommé et quelques cuillerées de vin de Bordeaux.

6 août : Après une nuit calme, état général plus rassurant, moral relevé. Le moignon n'est plus douloureux; la plaie de la région poplitée est seule le siége d'une cuisson, du reste supportable. Pouls moins fréquent. — Mêmes prescriptions que la veille.

7 août : Plus de fièvre; sommeil réparateur; appétit manifeste.

Le lendemain, au deuxième pansement, le moignon n'offre plus de rénitence ni de chaleur anormale. Les bandelettes du creux poplité demeurent en place ; la suppuration s'améliore et diminue ; en un mot, état général et local satisfaisant. — Matin et soir, quart de pain, potage, viande rôtie, vin de Bordeaux.

11 août : Creux poplité : chûte de la ligature, plaie vermeille réunie à ses extrémités par des bourgeons charnus venant du fond. Pus peu abondant, épais, de bon aloi. Moignon : plus de traces d'engorgement ; plaie réunie dans toute sa longueur. — Pansement contentif ordinaire.

13 août : Pansement : maintien des bandelettes ; plumasseaux à peine tachés d'un pus bien lié. A la région poplitée, la plaie bourgeonne, se rétrécit ; au moignon existe le tissu inodulaire de la cicatrice définitive.

15 août : Pansement : enlèvement définitif des bandelettes, excepté de celle du milieu du creux poplité, dont la suppuration continue à diminuer graduellement. A partir de ce jour, les pansements ne se renouvellent plus que tous les quatre jours, et n'offrent plus aucun intérêt de détails.

27 août : Le blessé reprend ses béquilles et se promène.

Cicatrisation complète du moignon le 30 septembre ; quelques jours après, disparition de la plaie de la région poplitée.

REMARQUES CRITIQUES.

Ce cas de Tumeur Blanche, présenté sous un point de vue exclusivement chirurgical et opératoire, semble ne pas pouvoir être autrement envisagé. Sa cause première tout externe, tout accidentelle, une entorse ; son développement tout mécanique, dû à des mouvements indéfiniment continués après l'accident ; enfin l'absence de toute apparence de cachexie semblent hautement déposer en ce sens.

Les préoccupations chirurgicales ont tellement prévalu que, pendant toute la durée du traitement qui *a précédé l'opération*, aucune médication interne n'a été instituée. A Guagno seulement il a été prescrit du vin de quinquina à titre de tonique. L'examen anatomo-pathologique, de son côté, en démontrant que l'extrémité des os de la jambe ne présentait point le gonflement propre aux tumeurs blanches scrofuleuses, établit aussi, au sens de l'auteur de l'observation, mais pas tout à fait au nôtre, l'absence de diathèse particulière.

Tout semble donc concourir à faire ressortir l'origine essentiellement traumatique et la nature essentiellement chirurgicale de ce cas de Tumeur Blanche.

Cependant, malgré ce qu'elle peut offrir d'apparente opposition à notre doctrine, cette observation sévèrement analysée laisse entrevoir des conditions intimes d'une valeur telle, qu'on peut avancer sans hésitation que sans leur coïncidence l'entorse initiale serait restée sans influence sur l'aggravation ultérieure de la lésion articulaire.

Et tout d'abord, le malade est *âgé de vingt-quatre ans;* il est *blond, imberbe;* il a la *peau blanche,* le *tempérament lymphatique.*

Or, chacune de ces données individuellement examinée peut réclamer, dans la situation, sa juste part d'efficacité, de telle façon que, sans son intervention particulière, à plus forte raison sans leur concours commun, ainsi qu'il vient d'être dit, les conditions traumatiques seraient restées frappées d'impuissance.

D'une manière générale, ce n'est que vers la vingt-cinquième année, que le développement de l'homme est achevé, que l'ossification s'est définitivement emparée de la trame du squelette. L'absence de barbe et la virilité incomplète du malade, démontrent donc qu'il était encore plus éloigné de ce terme par le développement physique que par l'âge.

Les cheveux blonds, le défaut de développement du système pileux, la peau blanche, caractérisant essentiellement le tempérament lymphatique en général, dénotent ici la prédominance marquée des liquides blancs, au détriment de la tonicité, de la vitalité des tissus, avec tendance à la stagnation des élaborations lymphatiques et prédisposition immédiate aux perversions de nutrition, aux dégénérescences *.

Pour peu que de cet état de choses on rapproche ce fait que la profession de fantassin expose directement aux congestions des extrémités inférieures, il sera aisément compris que des sujets aux mains et pieds volumineux **, aux extrémités gorgées de lymphe, courent pour ainsi dire au devant des affections articulaires de ces extrémités. Il ne sera pas moins aisé de comprendre que de tels sujets, arrivant dans les hôpitaux pour n'y subir qu'un traitement local, qu'une médication sans préoccupation pour les exigences de l'état général ou de l'hygiène particulière, ne peuvent pas manquer de se voir réaliser rapidement de nombreuses chances de dépérisse-

---

* 1° Les individus présentant le tempérament lymphatique ne possèdent qu'un faible degré de résistance à l'action des agents physiques et aux causes pathogéniques de diverse nature ;

2° Ces mêmes individus ont une prédisposition singulière aux inflammations aiguës et chroniques.

3° Les individus lymphatiques sont, en raison même de leur tempérament, prédisposés aux affections scrofuleuses et tuberculeuses qui ont été considérées comme conséquence de leur organisation.

4° Enfin il est d'observation que, chez ces sujets, la plupart des maladies tendent à prendre le type chronique et à s'éterniser. Elles sont plus rebelles, plus difficiles à faire disparaitre d'une manière radicale que chez d'autres.

(Becquerel, *Hygiène privée et publique. — De la Constitution et des Tempéraments*, page 70).

** Avec le tempérament lymphatique coïncident habituellement des mains et des pieds d'un volume exagéré.

ment , et arriver fatalement aux lésions dont ils ne possédent que trop visiblement et *à priori* toute la virtualité.

Ainsi disparaît en grande partie l'importance pathogénique attribuée au traumatisme en général et à l'entorse en particulier, laquelle envisagée sous ce point de vue spécial, peut aussi bien être l'effet de dispositions anatomiques, organiques défectueuses, que la cause des lésions dont on l'accuse.

Ces considérations si justement applicables au malade actuel ne laissent pas que de rencontrer un argument de plus dans la manière latente dont se sont présentés les symptômes objectifs d'une entorse qui a eu besoin, pour devenir visible, d'une marche de dix étapes entreprise huit jours après l'accident.

D'importants enseignements pratiques naissent de ces réflexions.

Avant tout, il importe de faire ressortir l'urgence de traiter l'entorse , ainsi que ses conséquences, dans un sens un peu plus médical et hygiénique que cela se fait habituellement, en se rappelant toujours que si le tempérament lymphatique ne peut pas précisément passer pour un vice général , il doit être au moins regardé comme un état très voisin des cachexies *.

---

* Les principes suivants ne doivent jamais être perdus de vue, toutes les fois qu'on désire combattre un tempérament lymphatique, ainsi que les affections diverses auxquelles il prédispose :
1° Respiration d'un air pur , suffisamment renouvelé ; s'il se peut, séjour à la campagne , dans un lieu sec , élevé ; habitation saine, aérée, sèche.

Une foule d'autres réflexions pourraient encore être émises à l'occasion de cette observation riche en intéressants détails. Contentons-nous, pour terminer, de nous rappeler qu'après l'amputation, nous avons vu l'opérateur fléchir un instant dans le sens des exigences médicales de la situation, en instituant une médication interne, dans laquelle figure, entre autres éléments médicaux, le carbonate de fer.

Il est regrettable que cette tardive préoccupation n'ait pas été celle des premiers médecins du malade.

Vᵉ OBSERVATION.

Tumeur Blanche de l'articulation coxo-fémorale gauche.— Guérison apparente. — Rechute soudaine et grave. — Guérison semblant définitive obtenue par une médication interne.

Lichtsfous, Gustave, fils du maître tailleur du 38ᵉ régiment de ligne, sept ans, tempérament bilieux-nerveux, parents et trois frères aînés très-bien portants.

2° Exercice régulier et en rapport avec les forces.

3° Alimentation saine, abondante, essentiellement azotée, et cependant mélangée avec quelques végétaux frais.

4° Eviter avec soin l'influence de l'humidité et toutes les causes morbifiques quelconques.

5° Combattre rapidement les affections *dès leur début*, insister peu sur les *moyens débilitants* tels qu'émissions sanguines, purgatifs ; car ces maladies tendent à se perpétuer d'une manière indéfinie. *Prescrire de bonne heure les toniques généraux et locaux.* — Becquerel *(Loc. cit.)*

19

Vers la fin de la première quinzaine de mai 1857, époque de nos premiers soins donnés au malade :

Douleur très-vive et fixe au genou gauche ; douleur un peu moins vive, mobile, dans l'articulation coxo-fémorale du même côté. A intervalles irrégulièrement distants, parfois très-rapprochés, subit et vif élancement douloureux partant de ces deux points en même temps et se propageant le long de la cuisse. A la pression, la douleur s'exaspère notablement au genou, un peu moins à la hanche et moins encore dans la cuisse. La nuit gémissements continus, parfois cris aigus ; semblant d'amendement le matin : dans l'après-midi, retour de la douleur avec toute son intensité.

Tuméfaction diffuse et empâtement de toute la cuisse et de la fesse gauche, sans différence apparente dans le volume des deux cuisses, ce qui indique une atrophie habituelle du côté malade.

Chaleur sensiblement supérieure à celle du reste du corps.

Coloration de la peau plus marquée qu'ailleurs.

Attitude du membre : Immobilité complète, abduction légère, demi-rotation en dehors, flexion modérée de la cuisse, de la jambe ; raccourcissement de trois à quatre centimètres. Déviation très prononcée de la hanche gauche en dehors et *en haut* ; entre les deux plis fessiers, entre les genoux et les talons, même différence de niveau qu'entre les deux hanches ; grand trochanter un peu saillant, mais dans ses rapports naturels avec la crête iliaque et le pli fessier du même côté ; enfin inflexion du côté malade de la portion lombaire et sacrée du rachis.

Symptômes réactionnels médiocrement développés.

Antécédents : Constitution et santé excellentes jusqu'à la fin de l'année 1854. A cette époque, scarlatine grave à marche irrégulière et convalescence pénible ; ascite et toux consécutives mettant quatre mois à disparaître, puis successivement douleurs erratiques, otite, éruption impétignieuse à la face.

En juin 1855, premières douleurs au genou gauche, coïncidant avec la disparition définitive des conditions morbides précédentes et avec l'apparition de phénomènes inflammatoires tranchés du côté de l'articulation coxofémorale.

Pendant les mois suivants, révulsifs, vésicatoires volants, cautères.

Aux symptômes inflammatoires succèdent peu à peu la déviation du bassin, l'atrophie de la cuisse, le raccourcissement du membre pelvien, la claudication.

En été 1857, une saison aux eaux de Barèges avec semblant d'amélioration, mais résultat définitif nul.

L'hiver suivant, dysenterie intense, sans autre particularité du côté de l'affection articulaire. Humeur alternativement gaie et chagrine ; allures plus généralement languissantes que vives ; un certain degré d'émaciation générale.

Mai 1857 : Sous l'influence présumée des premières

chaleurs de l'été, rechute subite de la coxalgie, avec son cortége inflammatoire et dans les conditions sus-mentionnées.

Infusion de tilleul-oranger, liniment opiacé-belladonisé; matin et soir, une forte cuillerée à bouche d'huile de morue de Hog, avec deux centigrammes d'extrait thébaïque. Un peu de bouillon gras aux heures des repas.

La douleur résiste aux narcotiques, la tuméfaction et la rougeur augmentent autour de l'articulation.

Avec les prescriptions précédentes, sulfate de quinine trois décigrammes, pendant plusieurs jours.

Diminution très notable de la douleur, mais progrès croissants de la tuméfaction articulaire ; préliminaires d'abcès ; prostration commençante.

Iodure de plomb ajouté au liniment narcotique; huile de Hog à continuer, pilules d'iodure de fer de Blancard; potage gras, viande rôtie selon l'appétit ; vin rouge vieux.

Juin : Douleur ne reparaissant qu'à de rares intervalles et avec peu d'intensité ; presque plus de tuméfaction vers la fin du mois ; plus de craintes d'abcès. A travers les parties molles affaissées, le toucher constate quelques saillies et dépressions anormales irrégulièrement répandues autour de l'articulation fémorale et semblant résulter de pertes de substance subies par l'os coxal. Grand trochanter un peu saillant, tête fémorale semblant incomplètement logée dans la cavité cotyloïde. Est-ce un commencement de luxation, ou une simple diminution survenue dans la profondeur de la cavité articulaire, ou les deux à la fois?

Même immobilité, même altitude et mêmes rapports du membre pelvien.

Continuation exacte des prescriptions précédentes.

Juillet : Au commencement du mois, plus de trace de douleur ; parties molles de la cuisse et de la fesse de nouveau atrophiées.

Dans les derniers jours du mois, état général annonçant plus de vigueur, plus de vitalité, embonpoint général commençant ; les muscles de la cuisse reprennent de la nourriture et du volume ; le membre pelvien commence à se mouvoir.

Mêmes prescriptions pharmaceutiques ; même régime ; de plus, l'enfant sera tous les jours porté au grand air ; abstention absolue de tout mouvement actif.

Août : Amélioration croissante de l'état général et embonpoint de plus en plus marqué. Déviation de la hanche considérablement réduite en tous sens ; raccourcissement du membre presque nul, les talons arrivant sensiblement au même niveau. Le malade se tient debout. Dans cette attitude, grand trochanter paraissant moins saillant, convexité de la fesse plus régulière, symétrie plus prononcée des parties similaires du bassin. Palpation rencontrant moins d'inégalités à la surface de l'os coxal, les vides osseux semblant nivelés.

Prescriptions précédentes à continuer ; promenade journalière à la campagne dans une petite voiture à bras;

bains de mer demandés par les parents expressément défendus.

Septembre et octobre : Etat général et local on ne peut plus satisfaisant; le malade marche et circule; seulement quand il fatigue, la claudication reparaît partiellement.

Huile de Hog, deux cuillerées à bouche par jour, pilules de Blancard, régime tonique, exercice modéré à *continuer indéfiniment.* Peut-être l'été prochain, tout en continuant la médication interne, appliquer à ce qui pourra subsister de la claudication et des reliquats de la lésion, un traitement thermal peu intense.

RÉFLEXIONS.

De nombreux et précieux enseignements dérivent des faits de cette observation que, par opposition aux longueurs de la précédente, nous avons cherché à condenser le plus possible.

Pour en apprécier toute la portée, toute la valeur, il importe de fixer un instant l'attention sur les phases principales de ce cas particulier et intéressant de lésion articulaire.

Étiologie. — Contrairement à ce qui se passe dans les observations I, II et IV, où la cause pathogénique apparente coïncide avec un tempérament lymphatique manifeste , ici se remarque non-seulement l'absence complète, jusqu'à l'invasion de la scarlatine, de toute espèce de diathèse , mais encore la réalisation des meilleures conditions de tempérament et de constitution.

Or, soit qu'elle ait revêtu d'emblée un haut degré de malignité, soit qu'elle ait été contrariée dans son évolution, la scarlatine vient, de la manière la plus remarquable , frapper ce tempérament, cette constitution jusqu'alors à l'abri de toute viciation ; et la longue série d'accidents morbides dont elle ouvre la marche et qu'elle conduit visiblement jusqu'à la coxalgie, ne peut être que la conséquence d'un principe latent par elle mis en circulation et s'accusant par des signes objectifs directs et corrélatifs.

En un mot, il devient évident, en suivant la filiation des phénomènes morbides, que c'est la scarlatine dont les reliquats se sont résumés dans l'inflammation articulaire, qui constitue le point de départ de ce cas de coxalgie. D'autre part, en plaçant un instant cette observation à côté de l'observation III , il semble voir qu'il existe un certain degré d'analogie entre les deux situations, entre l'état cachectique consécutif à la scarlatine et les conditions d'infection rencontrées chez Ali-Bédège.

D'autant plus tentant devient ce rapprochement, que de part et d'autre il est facile de constater , outre l'absence d'antécédents cachectiques et traumatiques, l'apparition d'un élément perturbateur dont on peut suivre les traces depuis son point de départ jusqu'à sa complète généralisation , et depuis cette dernière phase jusqu'à sa localisation articulaire , par laquelle il semble s'épuiser et disparaître en une transformation organique.

On doit donc admettre que l'effervescence scarlatineuse développe dans l'économie un principe septique, lequel peut quand l'éruption cutanée ne l'épuise pas complè- tement à la périphérie , passer à l'état de cachexie confirmée et réaliser quelques-unes des conditions des agents virulents les mieux accusés.

Ainsi prendraient toute la consistance de la vérité les données émises dans la partie dogmatique de ce travail sous forme hypothétique : données d'après lesquelles tout principe vicié égaré dans l'économie et en lutte avec elle, possède une tendance marquée à céder à l'activité et à la sympathie des articulations.

Du reste, notre attention actuellement éveillée sur ce point, se préoccupera de rencontrer, dans l'avenir, de nouveaux éléments personnels à ajouter à un fait signi- ficatif, qui déjà nous trouve disposé à croire qu'il recèle une importante vérité.

Symptômes , diagnostic. — Les éléments symptômato- logiques de cette observation ne permettent aucun doute sur la nature de l'affection qu'elle résume : la coxalgie arrivée à sa période de désorganisation est ici si évidente, qu'un contrôle nécroscopique lui-même n'ajouterait rien de plus à la certitude du diagnostic.

Le seul point pouvant permettre quelque hésitation ,

c'est l'appréciation des conditions et de la cause de l'attitude anormale du membre pelvien du côté malade.

Le raccourcissement indique-t-il ici une luxation ?

Nous ne le pensons pas, car la mensuration comparative des deux membres pelviens démontre que non-seulement leurs parties similaires sont égales en longueur, la même distance existant entre les talons, les genoux, les plis fessiers des deux côtés ; mais encore que les trois à quatre centimètres de raccourcissement constituent justement la différence de niveau des deux hanches. De plus le grand trochanter conserve ses rapports normaux avec les épines iliaques et la rainure fessière.

Il résulte donc de là que le raccourcissement n'est que la conséquence du déplacement de la totalité du membre, lequel a suivi sa hanche dans son mouvement d'élévation, et que nous voyons redescendre avec elle, quand le niveau des talons s'est rétabli.

Ces changements divers survenus dans la position de la hanche sont trop remarquables pour ne pas mériter de fixer un instant l'attention.

Après la disposition de la douleur et des symptômes inflammatoires, la palpation, exercée à travers les parties molles affaissées, a rencontré sur l'os coxal notablement exagéré dans ses dimensions, des vides, des inégalités ne pouvant assurément provenir que de la désorganisation et de l'absorption partielles du tissu osseux, gagnant, comme cela arrive habituellement dans les lésions de nutrition des os, en extension, en volume apparent, ce qu'il perdait en densité.

Il suffisait donc de rendre à ce tissu sa nutrition, sa vitalité perdue, pour le ramener à ses conditions primitives de consistance, de volume, de position.

Alors les choses se passent d'une manière sensiblement analogue à ce qui a lieu dans la formation du cal : la substance osseuse manquante se reproduit, se régénère en se sécrétant elle-même et en passant ensuite par toutes les phases du cal ordinaire.

Toutefois, il serait difficile d'admettre que l'os puisse se reconstituer avec la reproduction parfaite et détaillée de sa forme primitive, et il est probable que dans le cas actuel, la cavité cotyloïde a été, dans une partie de sa profondeur, comblée par de la substance osseuse nouvelle, et que la saillie du grand trochanter, ainsi que la rotation partielle du membre pélvien sont la conséquence de cet état de choses.

Traitement. — Soit que le principe viciateur développé dans l'économie par l'infection scarlatineuse n'ait possédé qu'un médiocre degré d'intensité, soit que, portant sur une constitution primitivement excellente, il n'ait pu exercer plus promptement ses ravages, ce cas de coxalgie, au lieu de suivre une marche continue et rapidement compromettante, a procédé avec une lenteur qui ne fait que mieux ressortir une alternative de guérison apparente et de rechute, mettant deux ans pour arriver au terme qui a nécessité notre intervention.

Nous ne croyons pas devoir attribuer au traitement, qui d'abord lui a été opposé, le bénéfice de cette particularité; car, aussi défectueux qu'incomplet, il a dû nécessairement rester impuissant à conjurer l'imminence d'une rechute d'autant plus grave, qu'elle arrivait plus tardivement.

Or, pour juger la question thérapeutique tout entière, il importait de voir dans la situation deux choses capitales et tout-à-fait distinctes, c'est-à-dire la *lésion* elle-même d'abord, puis les *conséquences* de la lésion.

Chacun de ces termes offrant des indications à part, demandait à être traité séparément par des moyens appropriés et opportuns. Ce n'était qu'après avoir arrêté d'une manière complète, absolue, le mal lui-même, qu'il pouvait être songé à ses conséquences. Il suit de là qu'au lieu d'appliquer une médication locale et externe à des effets dont on laissait subsister et même grandir la cause, il eût fallu commencer par arrêter, avec des moyens plus sûrs, la désorganisation articulaire, avant de se préoccuper de la question secondaire de détails locaux, de difformité, de claudication.

C'est de cette indispensable distinction que nous avons cru devoir partir pour le choix et l'application de nos moyens thérapeutiques.

La lésion ne pouvant être atteinte dans son essence, dans sa cause, que par la substitution, aux matériaux manquants ou pervertis, de matériaux nouveaux, nous avons débuté par une médication essentiellement reconstituante, en perdant presque totalement de vue la question locale.

Pendant les premiers mois de notre traitement, période de régénération osseuse, à laquelle nous avons voulu donner les limites de temps du cal, nous avons dû non-seulement prescrire l'abstention de tout mouvement actif, mais encore interdire les cataplasmes, et, plus tard, les bains recommandés par des tiers. Par là, nous voulions enlever aux tissus, pressés de prendre de la consistance, toute chance de ramollissement et de retard. Du reste, nous nous rappelions que Dupuytren défendait formellement les bains pendant la consolidation du cal et la convalescence des fractures.

La régération des tissus étant, non une affaire de quelques semaines, de quelques mois, mais bien une grande question de temps, quelquefois d'années, nous avons insisté sur la continuation indéfiniment prolongée de notre traitement, et ce n'est qu'en agissant de cette façon qu'il sera permis de se reposer avec quelque sécurité sur l'avenir d'une guérison, qui ainsi ira se consolidant de jour en jour davantage, et dont tout le mérite revient visiblement à l'intervention d'une médication tardive, il est vrai, mais qui a dû arrêter un travail désorganisateur en voie de progrès et de sérieuses menaces.

Quant à la question locale et aux effets consécutifs de la lésion, nous les avons vus s'amender de la manière la plus franche, sous la seule influence de l'amélioration générale, constitutionnel ; ce qu'ils pourraient laisser de traces après coup, serait toujours à même d'être traité ultérieurement et quand aura disparu toute crainte de rappeler la lésion primitive.

En résumé, et comme déduction pratique immédiate, ce fait prouve, une fois de plus, la vérité du principe que nous avons cru devoir mettre en pratique dans cette situation particulière, principe d'après lequel, en thérapeutique rationnelle, *on atteint l'effet en agissant sur la cause, et non la cause en agissant seulement sur l'effet.* Si, au lieu d'établir notre rationnelle et efficace distinction et de remplir les indications particulières qui en découlaient, nous nous étions laissé aller dans le sens d'une pratique vulgaire, en opposant un traitement plus ou moins privatif à un état phlegmasique porté à un haut degré d'intensité, ne serait-il pas infailliblement arrivé que l'économie affamée et avide d'absorption se serait activement emparée du produit croissant de la désorganisation articulaire, pour marcher plus sûrement par un surcroit d'infection et de viciation vers un fatal dénouement ?

CONCLUSIONS

Concordance des faits avec les données théoriques. — Mutuel contrôle des deux parties de ce travail. — Conclusions récapitulatives.

L'anatomie et la physiologie sont deux sciences éminemment corrélatives, car les principes proclamés par l'une doivent être confirmés par l'autre et réciproquement.

La même corrélation existe entre la pathologie et la clinique, envisagées plutôt comme les deux branches d'une même science que comme sciences distinctes. Par des moyens différents, par des opérations à chacune propres, elles doivent arriver à des résultats se contrôlant mutuellement, et c'est dans l'identité de résultat de ce réciproque contrôle que se trouve l'expression suprême de la vérité.

Sans vouloir rappeler ici la question souvent controversée de savoir si c'est du fait que dérive la loi ou si c'est de la loi que dérive le fait, il importe d'établir que ce n'est pas dans l'un ou l'autre de ces deux aperçus isolément appréciés que se trouve le fait complet, mais bien dans l'appréciation simultanée de ces deux termes devenant aussi corrélatifs que le sont l'idée de cause et l'idée d'effet. Or, c'est dans ces conditions que réside la valeur d'une œuvre scientifique, laquelle ne peut être complète qu'autant que, se réduisant aux termes du syllogisme, elle se résume en déductions, en conséquences aussi directes que pratiques.

Pour arriver à l'application immédiate de ces données, constatons que l'examen comparatif des deux parties de ce travail, établissant aussi clairement que possible la mutuelle confirmation des éléments pathologiques par les faits chimiques, et des faits chimiques par les documents pathologiques, nous avons procédé selon toutes les règles de l'induction logique et médicale, pour arriver aux conclusions générales et récapitulatives suivantes :

1° La Tumeur Blanche, lésion aussi intéressante au point de vue scientifique, qu'importante au point de vue pratique, mérite d'être sérieusement étudiée et d'obtenir une place plus large, mieux définie, dans la littérature et dans la pratique médico-chirurgicales.

2° Le traumatisme, avec ses actions locales, bornées, ne peut à lui seul constituer toute l'étiologie de cette affection, presqu'exclusivement dominée par des conditions idiosyncrasiques et constitutionnelles.

3° La médecine et la chirurgie ont une part inégale dans la question : l'élément médical dominant ostensiblement l'élément chirurgical.

4° Enfin, la thérapeutique de la Tumeur Blanche, en se préoccupant plus spécialement du côté médical de la lésion, réussira plus souvent à prévenir le pis-aller de graves opérations.

FIN.

9 782019 637989